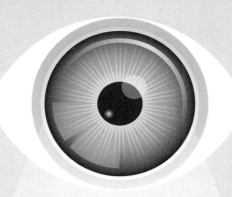

青光眼
光明的偷盗者
第2版

主编 / 段宣初

U0212525

人民卫生出版社
·北京·

图书在版编目（CIP）数据

青光眼：光明的偷盗者 / 段宣初主编. — 2版. — 北京：人民卫生出版社，2020.12
ISBN 978-7-117-30907-3

Ⅰ.①青… Ⅱ.①段… Ⅲ.①青光眼－防治－普及读物 Ⅳ.①R775-49

中国版本图书馆 CIP 数据核字（2020）第 222963 号

| 人卫智网 | www.ipmph.com | 医学教育、学术、考试、健康，购书智慧智能综合服务平台 |
| 人卫官网 | www.pmph.com | 人卫官方资讯发布平台 |

青光眼——光明的偷盗者
Qingguangyan——Guangming de Toudaozhe
第 2 版

主　　编：段宣初
出版发行：人民卫生出版社（中继线 010-59780011）
地　　址：北京市朝阳区潘家园南里 19 号
邮　　编：100021
E - mail：pmph @ pmph.com
购书热线：010-59787592　010-59787584　010-65264830
印　　刷：北京顶佳世纪印刷有限公司
经　　销：新华书店
开　　本：710×1000　1/16　印张：13
字　　数：185 千字
版　　次：2007 年 5 月第 1 版　2020 年 12 月第 2 版
印　　次：2021 年 1 月第 1 次印刷
标准书号：ISBN 978-7-117-30907-3
定　　价：49.80 元

打击盗版举报电话：010-59787491　E-mail：WQ @ pmph.com
质量问题联系电话：010-59787234　E-mail：zhiliang @ pmph.com

编写委员会

主　审　蒋幼芹（长沙爱尔眼科医院）

　　　　林　丁（长沙爱尔眼科医院）

主　编　段宣初（长沙爱尔眼科医院）

副主编　叶长华（长沙爱尔眼科医院）

绘　图　国洪洁（长沙爱尔眼科医院）

编　者　陈晓明（四川大学华西医院）

　　　　袁援生（昆明医科大学附属第一医院）

　　　　赵刚平（佛山市第一人民医院）

　　　　成洪波（暨南大学附属深圳眼科医院）

　　　　刘旭阳（暨南大学附属深圳眼科医院）

　　　　夏晓波（中南大学湘雅医院）

　　　　王平宝（中南大学湘雅医院）

　　　　钟一声（上海交通大学医学院附属瑞金医院）

　　　　朱益华（福建医科大学附属第一医院）

　　　　齐绍文（中国人民解放军联勤保障部队第 989 医院）

　　　　江　冰（中南大学湘雅二医院）

　　　　石晶明（中南大学湘雅二医院）

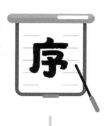

序

青光眼是一种常见且可致失明的眼部疾病。在我国，现有青光眼患者约有 2 100 万人，其中因青光眼致盲者约有 630 万人。青光眼可发生于自婴幼儿时期至老年时期的任何年龄段，其患病率为 0.21%～1.64%，且会随着年龄的增长而逐渐增加，40 岁以上人群的患病率为 1%～2%。因为青光眼导致的视功能障碍是不可逆转的，所以对青光眼患者应尽力做到早期发现、早期治疗、积极干预。对于视功能已发生损害者，其受损部分是不能恢复的，但如能得到及时合理的治疗，并进行定期随访，在医生的积极努力下，对其进行长期监测并及时调整治疗方案，患者是可以保持未受损部分视功能的，并且有可能终身保持有用视力。为达到此目标，加强健康教育、普及青光眼相关知识，特别是提高青光眼患者的依从性，使其遵医嘱配合治疗与按时复查显得尤为重要。因此，非常需要青光眼专家为患者们编写一部浅显易懂的青光眼防治书籍。

本书第 1 版主编及第 2 版主审蒋幼芹教授曾在中南大学湘雅二医院眼科从事医疗、教学、科研工作 60 余年，主要从事青光眼的临床及研究工作，曾担任中华医学会眼科学分会青光眼学组组长，也曾留学美国，与美国知名青光眼专家进行多次学术交流，掌握了青光眼研究发展趋势及最新的治疗方法。林丁教授、主编段宣初教授及其他编者均师从蒋教授多年，大部分都担任过中华医学会眼科学分会青光眼学组委员，在眼科临床工作均有 30 余年，对青光眼早期诊断与治疗有深入研究。

本书第 1 版自 2007 年出版以来，已重印多次，帮助许多青光眼患者正确认识疾病，树立和疾病作斗争的信心，并在有生之年保存了有用视力。鉴于近年来眼科知识不断更新，青光眼诊断和治疗方法亦有所改变，本书的再版很有必要，也恰逢其时。2016 年 8 月，习近平总书记在全国卫生与健康大会上再次强调，没有全民健康，就没有全面小康。眼健康是国民健康的重要组成部分，本书能够为普及青光眼知识、帮助青光眼患者保持良好的生活质量提供全面、科学且具体可行的措施，必将为我国青光眼防治事业做出有益贡献。

　　本书从青光眼的基本常识、类型、病因，如何诊断治疗以及患者日常生活与保健，及患者所关心和需要知道的知识等方面入手，以问答的形式进行叙述。此书虽是一本健康科普书籍，但是从科学原理进行深入浅出的阐述，较一般科普书籍讲解更为详尽，可以更好地帮助读者对青光眼有更深入、更全面、更系统的认识。本书不但适用于一般患者，对于眼科医务工作者或其他科的医务工作者也是一本很有益的参考书。初次阅读青光眼书籍的一般读者，可参考其他更浅显的读物，然后再深入地阅读此书。本书在各部分内容中贯穿了目前国际上最先进的观点、检测手段及治疗方法，并针对其不同的特点进行客观的评价，使读者能深入掌握有关知识，也可以使青光眼患者结合自身的具体情况，判断所接受的检查及治疗是否合适，以便更好地和医务人员进行沟通。本书在进行理论讲解后还有"重要提示""特别提醒""特别提示"等，总结性地提出要点，以唤起读者注意。我衷心地祝贺《青光眼——光明的偷盗者》（第 2 版）一书即将出版，并感谢蒋幼芹教授、林丁教授、段宣初教授及诸位编者的辛勤劳动与付出。

北京大学医学部

李美玉

2020 年 5 月

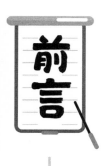

前言

青光眼是一种可以预防但不可逆转的致盲眼部疾病，其发病率仅居白内障之后，位列全球致盲眼部疾病第 2 位。青光眼患者以老年患者居多，且发病率会随着年龄增长而逐渐上升，65 岁以后患病率可高达 4%～7%。21 世纪，全球已进入老龄化社会，我国经过 40 余年的改革开放，不断建设与发展，医疗水平提升较快，但医疗资源分布地区差异较大，大部分青光眼患者仍难以得到早期诊断与及时、正确的治疗。

由于青光眼是一种慢性、终身性疾病，每位青光眼患者几乎均需接受眼科医师的长期治疗与随访，只有在医师、患者及其家属相互配合、共同努力下，才能使患者对青光眼有正确的了解与认识，不再因为患上青光眼而思想负担增加或产生悲观、恐惧情绪，最终能够终身保持有用视力而不致失明。眼科医师在临床工作中对青光眼患者及其家属进行健康宣教至关重要。近年来，随着政府部门、眼科医师及眼保健专业人员等通过媒体宣传、现场义诊、知识讲座、患者交流会等形式的宣传，青光眼的致盲率已经较 20 年前有了大幅下降，其中闭角型青光眼的致盲率已经从 50% 下降至 18%，开角型青光眼的检出率则从 10% 上升到 40%。

编写一本青光眼患者需要的书，是我们多年来的愿望。本书编者都是在临床一线工作多年的眼科医师，他们在为青光眼患者服务的医疗工作中，对广大青光眼患者及家属的思想、心理、疑惑与烦恼等均有所了解与体会，十分愿意就日常临床工作中遇到的问题，从基本常识、常见类型、危险因素、相关检查、治疗、日常生活与保健及预防等方面，用科学的态度、实用的内容，以通俗易懂的文字，并穿插富有趣味性的插图或漫画，向青光眼患者及家属进行宣传教育，以提高其对青光眼的认知。所以说，这本书非常适合于青光眼患者及家属阅读。

本书第 1 版自 2007 年出版以来，已重印 3 次，使许多青光眼患者受益匪浅，使他们能正确认识青光眼，树立和疾病作斗争的信心，并在有生之年保存了有用视力，能继续为社会作贡献。鉴于近年来眼科知识不断更新，新媒体的出现和大众阅读习惯的改变，有必要重新对相关知识进行修订。在人民卫生出版社的大力支持下，我们组织原有编写专家更新了一些内容，再次修订出版，期望为"分级诊疗"及"全民眼健康"做贡献。由于篇幅限制和大众获取信息来源广泛，已将书末全球青光眼网站一览及常用名词的中英文对照一并删除。

在此感谢国洪洁女士重新为本书绘制插图。本书还请了第 1 版中的 3 位青光眼患者继续讲述自己近年来的诊疗体会与感受，相信能为其他患者加深对青光眼的认识，树立战胜疾病的信心有所帮助，在此深表谢意。

鉴于作者水平有限，且国内外青光眼研究发展十分迅速，书中难免有疏漏或错误之处，恳请广大读者批评指正。

蒋幼芹

2020 年 5 月

目录

三、引起青光眼的原因是什么 39

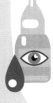

四、确诊青光眼需要做哪些检查　51

五、青光眼的治疗 79

六、青光眼患者的日常生活与保健 141

七、青光眼的预防　175

八、控制青光眼预防失明的十大要点　179

九、青光眼患者及家属的体会与故事　181

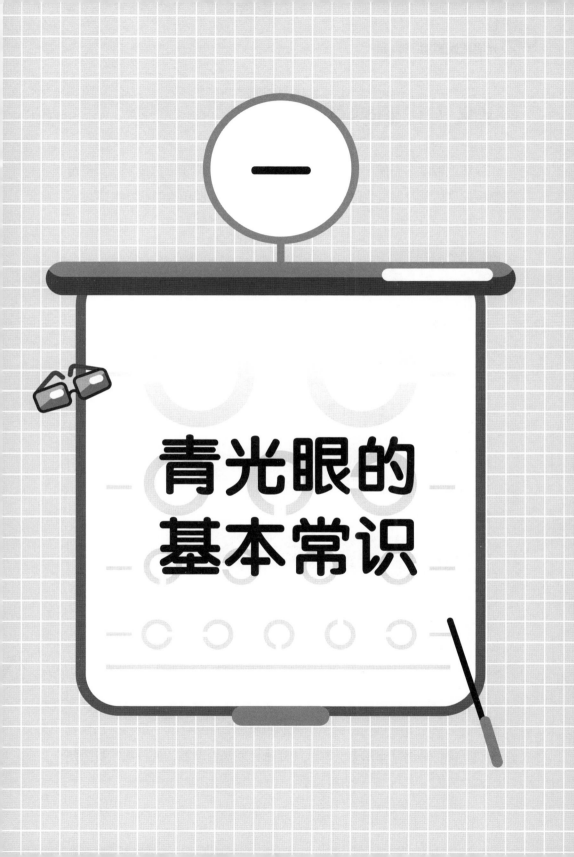

青光眼的
基本常识

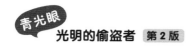

1. 眼球的结构

眼球近似球形，是一个非常精细的感觉器官，位于眼眶前部，其前面有眼睑保护，后部及四周受眶骨壁的保护，它由眼球壁和眼内容物构成。

（1）眼球壁

由以下3层组成。

1）外层为纤维膜： 由透明的角膜和瓷白色的巩膜组成，二者皆为坚实的纤维组织，可维持眼球形状和保护眼内组织。平时我们所见的"黑眼珠"就是透明的角膜，呈近似圆形，位于眼球的最前面，它呈黑色是因为位于其后面的虹膜呈棕色。"白眼珠"则是瓷白色的巩膜。

2）中层为葡萄膜： 又称色素膜或血管膜，富含色素和血管，分为3个部分。①位于最前部的是虹膜，呈棕色，形如圆盘，其中心有一圆孔，称为瞳孔，直径在2.5～4mm。瞳孔的主要作用为调节进入眼内的光线量。瞳孔的大小随进入眼内光的强弱而改变，在亮光下瞳孔会缩小，而在暗光下瞳孔会扩大；②睫状体位于虹膜根部和脉络膜之间，为宽约6mm的环状组织，分为睫状冠（其内表面为睫状突）和睫状体扁平部，主要由睫状肌和睫状上皮细胞组成。睫状突分泌一种液体，称为房水，它可营养眼球内部组织；睫状肌可调节晶状体的屈折力，当其收缩时，晶状体悬韧带松弛、晶状体变凸，屈光力增加，使我们能看清楚近距离的物体；③脉络膜和睫状体连续，有丰富的血管和色素组织。脉络膜的主要功能是营养眼内组织，并对进入眼球的光线起遮光和暗房的作用，使视网膜能清晰成像。

- -

3）内层为视网膜：位于脉络膜的内侧。视网膜后极部有一直径约2mm 的浅漏斗状小凹区，称为黄斑，其中央有一小凹，称为黄斑中心凹，是视网膜中视觉最敏锐的部位。距黄斑中心凹鼻侧约 3mm 处，有一橙红色圆盘状结构，称为视盘，是视网膜神经纤维汇集之处。

视网膜的功能是接受外来光线的刺激引起神经兴奋，兴奋经过视觉的神经通道传导至大脑枕叶的视觉中枢形成视觉，使我们能看清物体的大小、形状与颜色。

（2）眼球内容物

包括房水、晶状体和玻璃体 3 种透明物质，是光线进入眼内后到达视网膜的通路，它们与角膜一起构成眼的屈光间质。房水居于角膜之后、晶状体之前，之间隔有虹膜。虹膜平面的前方与角膜间的空间为前房，虹膜的后方与晶状体间的空间为后房。房水由睫状体的睫状突产生后，首先进入后房，经瞳孔进入前房继而流到前房角，绝大部分的房水从前房角的小梁网组织进入巩膜静脉窦（Schlemm 管），然后再通过巩膜内集合管流至巩膜表层的睫状前静脉而进入血液循环系统，这也是临床上所说的经典的"房水循环途径"；另有一小部分房水会通过葡萄膜 -巩膜通道而排出眼外。晶状体形如双凸透镜，富有弹性，其外层为一薄

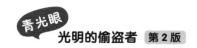
而透明的晶状体囊，中间为晶状体核，在囊和核之间称为晶状体皮质。晶状体借悬韧带与睫状体相连，使其固定于虹膜之后和玻璃体之前，由于它的凸度可以随着我们所看物体的远近而改变，参与眼的调节，故无论眼看远看近所见的物像皆清晰。玻璃体无色透明如胶质，充满于玻璃体腔内，对视网膜和眼球壁起支持作用。

特别提示 　人们常说"眼睛是心灵的窗户""眼睛是心灵的窗口"，它与我们的学习、生活、工作关系十分密切。从以上简要介绍，你一定对眼球这个非常精细复杂的视觉器官的构造有了一个比较详细的了解。

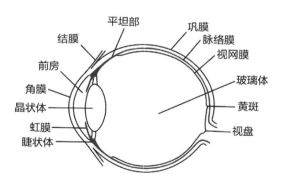

眼球的解剖结构

2. 眼睛是如何看清外界物体的

　　生活五彩缤纷，世界千奇百态。我们的眼睛是如何来看清外界物体的呢？从光学原理上讲，眼睛就像照相机的结构。在眼球最前面的透明部分，一个叫作角膜的窗口让光线进入眼内。虹膜是眼睛有颜色的部分，通过它的肌肉收缩和舒张影响瞳孔大小，从而控制进入眼内的光线量，瞳孔就好比照相机的光圈。眼屈光间质将光线聚焦在眼后部的视网膜上，就像照相机的镜头将光线聚焦在胶片上。眼球壁外层坚硬的巩膜和中层富含色素的脉络膜就相当于照相机的外壳和遮光的暗箱。外界的光线先通过角膜、房水、晶状体和玻璃体等透明屈光间质，最后聚焦于视网膜上形成清晰的物像。视网膜上的感光细胞将接受到的光刺激经过一系列电化学兴奋转换成神经冲动，通过视神经纤维汇集形成的视神经及脑组织内的视觉通路将神经冲动传递至大脑的视觉中枢。视觉信息从视网膜光感受器开始，到大脑枕叶视觉中枢的传导路径称为视路。如果屈光间质发生混浊或视神经功能发生障碍，视觉冲动不能形成正常视觉传导进入视觉中枢，我们就不能看清外界五彩缤纷的世界。

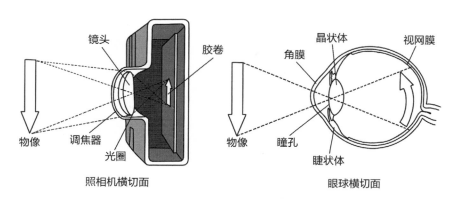

照相机横切面　　　　　　　　　　　眼球横切面

眼球结构类似于照相机

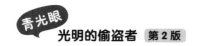

3. 什么是青光眼

青光眼，古代又称"绿风内障"或"青风内障"，是一种常见的**不可逆转**的致盲眼病；明代《证治准绳·杂病》中记载青风内障证："视瞳神内有气色昏蒙，如晴山笼淡烟也。……急宜治之，免变绿色。变绿色则病甚而光没矣。"可见我国古代医者对青光眼及其致盲的严重性早已有了深刻的认识。

青光眼是指与眼球后部的视神经特征性损伤有关的，会缓慢进展的一组眼部疾病的名称。视神经就像"电缆"一样能将眼睛看到的外界物像转送到大脑的视觉中枢（视神经纤维就像电缆中的铜丝）。大多数患者视神经损伤是因眼球内的房水循环受阻引起的眼压升高超过了视神经所能耐受的眼压限度，造成了视神经缓慢地进行性损伤。也有一部分青光眼患者虽眼压正常，但因供应视神经的血液流量减低或跨筛板压力减少，视神经结构减弱，不能保持正常功能，称"正常眼压性青光眼"。

正常眼压的维持与眼内的房水生成及排出密切相关。房水在眼内连续不断产生，起到维持眼压和营养眼内组织的作用。在正常情况下，房水产生与排出是不断进行的，处于一种动态平衡，从而维持相对稳定的眼压。青光眼患者的房水仍可正常产生，但因排出渠道受到阻碍，动态平衡被破坏，眼内积存房水过多而引起眼压升高。另有些患者是因视神经供血量不足、视神经结构或视神经纤维本身的健康问题所致。若不及时治疗，时间一长会导致视神经萎缩、视盘凹陷和伴随的视野缺损、视力下降，最终导致失明，而要使失明的青光眼患者复明是当今医疗技术无能为力的。

由于青光眼的病因复杂多样，目前还不能从根本上对它进行防治，只有从早期诊断、早期治疗着手，控制病情发展，避免或减少视神经进行性损伤，达到保护视功能的目的。青光眼与高血压、冠心病、糖尿病等疾病一样，是一种终身性疾病，只要患病就必须终身接受治疗，且越早开始，疗效越好。一般认为，青光眼只要能早期发现、早期治疗，并坚持定期随诊，是不会失明的。

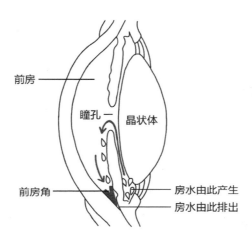

前房

瞳孔 晶状体

前房角

房水由此产生

房水由此排出

房水循环途径发生障碍将导致青光眼

知识链接

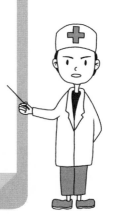

　　人们常说的"光眼瞎子""牛眼"指的就是青光眼。青光眼是以视神经损伤为主要特征的常见眼病，居全球致盲眼病的第 2 位（第 1 位是白内障），虽说非常可怕，但患者只要得到早期诊断、及时治疗，坚持终身定期复诊，眼睛失明是完全可以避免的。本书的目的是向大家宣传青光眼早期诊断与治疗的重要意义以及在治疗过程中应注意的问题，以唤起大家对预防青光眼致盲的认识。

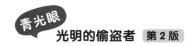

4.青光眼的发病率及致盲率

据世界卫生组织 2005 年公布指出，青光眼是全球第 2 位致盲眼病，仅次于白内障。因患青光眼引起双眼失明者，占全球盲人数约 50%。青光眼可出现自婴幼儿时期直到老年人的任何年龄段人群。在我国，现有青光眼患者 2 100 万人，其中因青光眼致盲者 630 万人，视力导致残疾者 1 000 万人；青光眼发病率在一般人群中为 0.68%，但随着年龄的增长青光眼发病率越来越高，65 岁后可达 4%～7%。1990—2015 年，我国青光眼患病率波动在 2.6% 左右，致盲率约 30%；推测到 2050 年，我国青光眼患病率将上升到 3.48%，青光眼患者将达到 2 516 万。

原发性青光眼的患病率高于继发性青光眼，青光眼患者中有 2/3 的人是开角型青光眼，但是闭角型青光眼患者的致盲率更高。欧美国家中开角型青光眼为主要类型，占青光眼患者的 74%。以往我国及东南亚地区青光眼的主要类型为闭角型，占青光眼患者的 87%，但近年来由于早期诊断水平的提高，近视人群的不断增多，白内障手术的尽早开展，闭角型青光眼占比明显降低。我国人口居全球首位，且已面临人口老年化问题，青光眼患者数将大幅度增加。

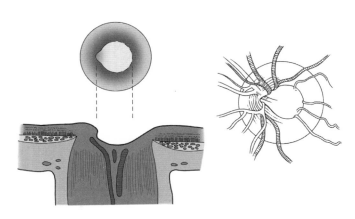

青光眼引起视神经萎缩，导致视功能障碍

5. 哪些人容易患青光眼

　　从刚出生的婴儿到老人，任何年龄段的人都可能发生青光眼。从青光眼的流行病学调查资料得知，以下人群容易患青光眼：①年龄超过35岁的人；②高度屈光不正患者；③糖尿病患者；④有青光眼家族史者；⑤眼睛受过外伤或患有其他眼部疾病者。同时，青光眼发病的类型与人种也有一定的关系，比如说，原发性闭角型青光眼以因纽特人的患病率最高，为白色人种的20～40倍；东南亚地区的人群患病率次之。我国的一项调查结果显示，在40岁以上的人群中，原发性闭角型青光眼的患病率为1.37%，患病率是国外白色人种的10～15倍。造成这种差别的主要原因，是因为因纽特人以及东南亚地区人群与白色人种的眼前段结构存在着差异。因纽特人及东亚地区人群的眼睛前房深度明显小于白色人种，这种差异容易导致前房角关闭，引起青光眼发作。从个体特性来看，那些性格多疑、情绪不稳的患者也容易出现闭角型青光眼。原发性开角型青光眼以非洲黑人的患病率最高，甚至高达白色人种的3～4倍，白色人种次之，中国人、因纽特人的患病率最低。

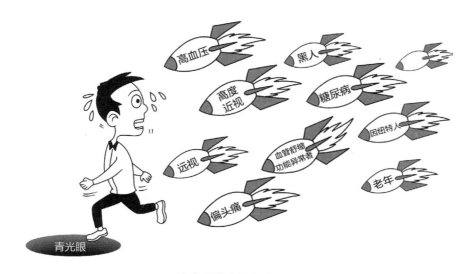

青光眼发病的危险因素

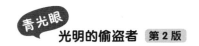

6. 青光眼会遗传吗

青光眼会不会遗传给下一代，这是很多患者关心的问题，也是一个很有意义的问题。有研究证明，青光眼发病具有多基因遗传病特征。

由于青光眼有多种类型，其遗传方式也有所不同。目前已知至少有 10 多个染色体位点与开角型青光眼和正常眼压性青光眼的发病有关，并已确定 MYOC/TIGR 基因及 OPTN 基因为青光眼的致病基因。在美国黑人群体中，原发性开角型青光眼的患病率很高，因而具有青光眼家族史是患青光眼最主要的危险因素之一。

在原发性先天性青光眼患者中，大约 10% 的患者有明显的常染色体隐性遗传特点。在这种情况下，父母通常只是杂合子的携带者，而没有发病。简单地说，根据孟德尔的遗传原理，如果杂合子携带者的父母有 4 个孩子，在统计学上这 4 个孩子将出现这样的情况：一个孩子携带有原发性先天性青光眼的杂合子并且发病，两个孩子只是杂合子的携带者，另一个孩子则正常。但实际情况要比这些结果复杂得多。有些调查者还发现，如果家庭中患病的是男孩，则其他同胞的发病率为 3%，若发病的是女孩，其他同胞的发病率几乎为零。

因此，有青光眼家族史者应定期到医院进行检查，一旦自己出现眼胀、头痛、虹视等症状，必须及时到医院检查，并主动告诉医生自己有青光眼家族史，以配合医生及时诊治。

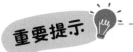

根据世界青光眼协会专家的推荐，结合我国防治早期青光眼的经验，我们推荐根据年龄结构对人群进行普查：35～40岁至少检查1次；40～49岁每2～3年检查1次；50～59岁每1～2年检查1次；60岁以上每年检查1次。特别对高度近视眼（>-6.0D）、远视眼、有青光眼家族史及患有心血管系统疾病、糖尿病者更需排查青光眼。

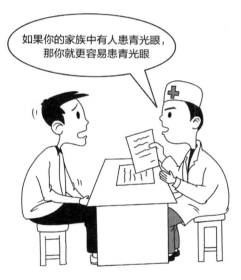

青光眼发病具有一定的遗传倾向

7. 患青光眼为什么会失明

眼的基本功能是感受外界的光刺激，再将这些光刺激通过复杂的视觉传导通路到达大脑的视觉中枢而形成视觉。

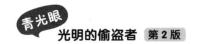

人眼的视网膜是感受光刺激的主要结构，其功能类似于照相机的胶片。视网膜可以分为3层：最外层有两种感光细胞，为视锥细胞和视杆细胞。视锥细胞是白昼视觉即明视觉的光感受器，能使我们在白天或亮光下看清物体的大小、形状与颜色；视杆细胞是黑夜视觉即暗视觉的光感受器；第2层主要是双极细胞，它连接视锥细胞、视杆细胞与视网膜神经节细胞；第3层是视网膜神经节细胞，它与双极细胞相连接。视网膜神经节细胞伸出的轴突形成视神经纤维，汇集于眼球后极部的视神经乳头处，组成视神经。视神经纤维穿过视盘处的筛板孔后，向大脑传导感受的外界物像，将其送到大脑的视觉中枢。

由于青光眼升高的眼压作用于视盘筛板，使穿过视神经纤维的筛板孔变形、扭曲、挤压；与此同时，因眼压升高，视盘动脉血管的灌注压也会因受阻而降低。以上两种原因给视神经纤维造成损伤，导致视网膜神经节细胞死亡。如果这种状况长期持续下去，将会引起所有的视神经纤维出现损害，发生视神经萎缩，就像电缆中的铜丝完全被折断，电流无法通过一样，视觉冲动无法向大脑传递，最终就会导致失明。

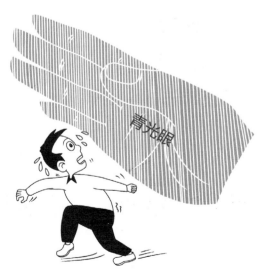

青光眼是不可逆的致盲眼病

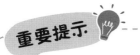

重要提示

　　青光眼是一种视神经病变，如果不及时诊治会逐渐失明，只有在病程的早期得到诊断并及时予以治疗，而且坚持长期复查，保持眼压在低的水平，才能使视神经病变不再继续发展，避免失明。

8. 什么是眼压

　　一般情况下，人们对血压这个词比较熟悉，而对眼压比较陌生。眼压（intraocular pressure，IOP），又称为眼内压，是房水、晶状体和玻璃体 3 种眼球内容物对眼球壁施加的压力。正常情况下，眼压保持在 10 ～ 21mmHg，只有在此正常范围内的眼压才能维持眼球正常的生理功能，使眼球各个屈光间质界面与视网膜间保持恒定的、精确的距离，获得良好的屈光状态。

　　正常人眼压保持着一定的动态平衡，一天内眼压的高低也有一定的波动。多数人一天内清晨眼压最高，下午及晚上较低，可相差 3 ～ 5mmHg。另外，大量喝水或失水，情绪激动都可以影响眼压，但一般情况下，24h 的眼压波动变化不会超出正常范围，而是处于相对稳定状态：正常人两眼的眼压也保持相似状态（两眼差异不超过 4 ～ 5mmHg），昼夜的波动亦相对稳定（波动不大于 8mmHg）。

　　生理性眼压的稳定性，主要有赖于房水生成量与排出量的动态平衡。正常情况下，房水自睫状突上皮细胞生成后，经后房越过瞳孔到达前房，然后经前房角的小梁网进入巩膜静脉窦（Schlemm 管），再通过巩膜内的集合管至睫状前静脉而进入血液循环系统。如果这种动态平衡机制遭到破坏，致使

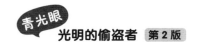

当房水生成增加，或房水排出通道受阻时，房水就会在眼内逐渐积聚，眼压就会随之升高。当眼压升高超越了眼球内部组织，尤其是视神经所能承受的限度时，就会引起青光眼，出现典型的青光眼性视神经萎缩和视野缺损改变。这就是眼压升高为什么会引起青光眼，也是青光眼为何会受到眼科医生高度关注的原因。

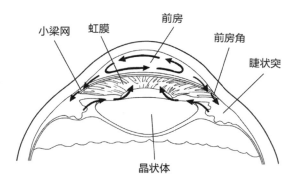

眼压的稳定性有赖于房水生成量与排出量的动态平衡

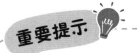

　　眼压是眼球能保持正常功能的必要条件之一，上述内容告诉了我们眼压是怎样形成的，为什么一定要维持在正常水平才能使眼睛保持正常功能，患青光眼时眼压为什么会升高，治疗青光眼时为什么一定要将眼压降低到一定水平才能保持视功能，这是许多青光眼患者最想了解的知识。

9.什么是"目标眼压"

尽管目前认为可能有多种机制会引起视网膜神经节细胞凋亡，但迄今为止，眼压仍是造成青光眼损害的最主要且最重要的因素，也是判断青光眼治疗是否收到成效的一个最基本的临床指标。

现代研究表明，降低眼压至视神经损伤不再加剧为治疗青光眼的主要目的。对每位青光眼患者来说，并不是将眼压降低到正常范围（10～21mmHg）就可以了，而把眼压降到什么程度比较合理则因人而异。对每一位患者来说，必须把眼压降至其视神经损害不再进展、视野不再恶化的程度，即"目标眼压""靶眼压"或"安全眼压"。每个患者的"目标眼压"要依据每位患者的年龄、病情等因素，由医师综合考虑设定。

近年来，国外青光眼已有一系列多中心研究，其中"青光眼治疗协作研究（CIGTS）"的结果显示：对于早期原发性开角型青光眼患者，其"目标眼压"应在原损伤水平基线的基础上降低35%，或者降至17mmHg以下，视野可保持稳定；"进展期青光眼干预性研究（AGIS）"的结果显示：对于中晚期患者，只有将眼压降至12mmHg以下时，视野才可能不再恶化。总之，青光眼性视神经损伤愈重者，其目标眼压应降至更低些，对保护视神经有利，特别是晚期青光眼应降低到小于或等于11～12mmHg；正常眼压青光眼需将眼压降低至等于或小于10mmHg的水平。

医师应按以上原则综合考虑制定每位患者的"目标眼压"，采用药物、激光和／或手术等治疗方法，确保"目标眼压"的实现。青光眼患者与医师一道采取积极的治疗措施，共同为保存现有的视功能而努力。

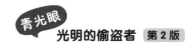

重要提示

"目标眼压"的设定值也不是一成不变的。一般的设定值为降低原眼压的 35%～50%；或者大致为：早期青光眼达 18mmHg，中期青光眼 15mmHg，晚期青光眼达 12mmHg 左右。对于已经达到目标眼压者，治疗后仍要密切注意视野及视神经病变的变化，如果仍有进展，则要考虑眼压是否得到了良好的控制：一是"目标眼压"可能设定太高，需要重新设定；二是眼压的昼夜波动值，有时夜间眼压可能升高，而白天就诊时眼压处于较低水平，造成眼压控制良好的假象。因此，治疗前后最好能测定昼夜眼压波动，如条件不具备，至少要测量眼压日曲线，有助于判断治疗后眼压下降水平及视神经病变的状态。

青光眼患者往往会问医生，我的眼压要降低到何种程度才能保存现有的视力与视野，也就是说医生最好能给每位患者设定一个治疗的"目标眼压"，使患者与医生都能向"目标眼压"的水平共同努力，这对青光眼这一终身需诊治的眼病非常重要。

10. 眼压是怎么升高的

我们已经知道，眼压是房水、晶状体和玻璃体 3 种眼球内容物对眼球壁施加的压力。在绝大多数情况下，晶状体与玻璃体在眼内的体积均保持相对稳定。因此，房水流量的变化决定了眼压的高低。

房水由睫状突生成后流入后房，再通过瞳孔进入前房。大部分房水在前房角经小梁网、巩膜静脉窦、巩膜内集合管、睫状前静脉进入血液循环。其余小部分 5%～15% 的房水会经过葡萄膜巩膜途径或其他一些尚未了解的途径流到眼外或被眼内组织吸收。

在正常情况下，房水不断地生成，同时也不断地流出到眼外，始终维持在动态平衡的循环状态。在病理状态下（如青光眼），只要任何因素引起房水的循环发生障碍，使房水的外流减少，积聚在眼内的房水就会增多，那么眼压就会升高。举例来说：①原发性闭角型青光眼患者，房水流出的障碍主要是发生在房水从后房流经瞳孔到前房的瞳孔边缘区，由于后房的压力高于前房的压力，房水不能从瞳孔区流向前房，虹膜被后房的压力推向前方，形成向前膨隆状态，称瞳孔阻滞；或虹膜根部被后房压力推向前房角形成房角关闭，以上两种情况使房水均不能进入到小梁网等外流通道，而蓄积在眼内导致眼压升高；②原发性开角型青光眼患者，虽然房水从瞳孔区引流通畅、房角未被阻挡，但在小梁网或巩膜静脉窦部位，房水的引流受到阻碍，导致眼压升高。

房水分泌过多也会导致眼压升高，这是一种很少见的情况，这种病理状态称为房水分泌过多性青光眼。

重要提示

我们已经知道眼压升高是引起视神经损伤导致青光眼最重要的危险因素，那么眼压为什么会升高呢？其原因有二：因房水流出受阻及因房水分泌过多而导致眼压升高。在临床上，青光眼患者的眼压升高绝大多数是因房水流出受阻所引起的。下节将讨论房水流出受阻的两种不同机制，在临床上分为闭角型及开角型两大类型的青光眼。

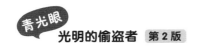

11. 什么是高眼压症

高眼压症是指眼压升高至 21～30mmHg，没有视野及视盘改变或视神经损害的状态。正常眼压值最高为 21mmHg，这是统计学上的概念。实际上，在 40 岁以上的正常人群中，约有 7% 的人眼压超过 21mmHg。 也有人把"高眼压症"称为"可疑青光眼"，因为经过 5～10 年的长期随访，其中约有 10% 的人可能发展为青光眼。至于高眼压症是否需要治疗，存在着学术上的不同认识，后面会有详细介绍。

12. 青光眼能治愈吗

青光眼治疗的目的是保护与保持原有的视功能。如果想了解青光眼是否可以完全治愈，则取决于对"治愈"概念的认识。如果"治愈"指的是经过某种方法治疗或采用某种方案长期坚持治疗，且按医生的嘱咐坚持定期复查随诊，眼压一直控制在"目标眼压"范围内，视神经不再出现进一步的损害，视功能保持在原来的状态，那么在某种意义上说青光眼是能够治愈的。

但是，由于目前主要的治疗青光眼的手段只能是降低眼压，而尚无确切有效的保护视神经的治疗方法，因而将眼压降到一个安全水平，即视神经病变不再进展的眼压水平，是确定青光眼治疗是否有效的一个量化指标。安全的眼压水平是一个灵活的概念，不是一成不变的，其具体眼压值与每一个体的视神经对眼压水平的耐受性有关。不同的个体及不同的青光眼病程阶段，视神经对眼压的耐受性均有所不同。因此，必须结合每一位患者的临床表现，根据治疗前后的眼压、视野及视神经改变的情况综合考虑，选择适合的治疗方案，把每位患者的眼压降低到理想的"目标眼压"水平。

目前，青光眼的治疗方法主要有 3 大类：药物治疗、激光治疗和手术治疗。3种治疗方法如何选择呢？一般认为，药物治疗是原发性开角型青光眼传统的初始治疗方法。激光治疗也是一种手术治疗，目前普遍认为它是一种介于药物与滤过性手术之间的青光眼治疗方法，需根据青光眼类型的不同选用不同的激光治疗，一般宜在病程早期应用。对于以上两种治疗方法都不合适的患者，则要采用手术治疗，其降眼压幅度大，有一定的适应证，但也有可能发生并发症，多用于中期或晚期患者。

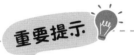

　　青光眼是终身眼病，除急性青光眼外，均以缓慢进行性视神经损伤为特征。青光眼是不能完全治愈的眼病，如果没有早期诊断与治疗，最终一定会引起眼睛失明。只有尽早得出诊断、及时治疗，定期复查，才有可能保持终身有用视力。因此，从广义讲青光眼是不能治愈的，但早期诊治可以避免失明。

13. "世界青光眼周" 的含义

　　世界青光眼日是由世界青光眼联合会（World Glaucoma Association，WGA）和世界青光眼患者联合会（World Glaucoma Patient Association，WGPA）共同发起的一项全球性行动，即每年一次的"世界青光眼日（World Glaucoma Day）"，旨在提高大众对青光眼的知晓率。2008年3月6日被选为第一个"世界青光眼日"，继而又将"世界青光眼日"扩展为"世界青光眼周"，为每年3月的第2周，成为全球为单一疾病设立周期最长的科普宣教活动。

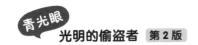

为此，世界青光眼联合会设定了目标：到 2020 年，青光眼的未诊断率从 50% 降低到 20% 以下。事实上，如果各方面力量共同努力致力于增加青光眼的公众知晓率和卫生保健人员知晓率，同时确保世界范围内实施有质量的眼科检查，这一目标是可以实现的。

自 2008 年开始，世界青光眼日或青光眼周的主题依次是：防治青光眼，健康看奥运；战胜青光眼，我与你同行；关爱家人；发现青光眼——为青光眼患者在有生之年保住有用视力；别让青光眼黯淡您的生活；世界天天都精彩，别让青光眼成为阻挡您欣赏世界的阻碍；战胜隐形视力杀手——青光眼；重视早期筛查，减少视功能损害；打败盗取视力的窃贼——青光眼；像检测血压一样检测眼压，像保护生命一样保护视力；做一次眼检，远离青光眼，让绿色常伴；视神经一张照，青光眼早知道（2020 年主题与 2019 年相同）。

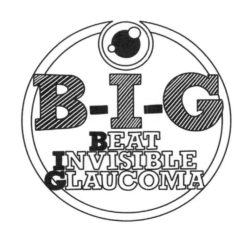

世界青光眼周的目标——战胜隐形青光眼（BIG）

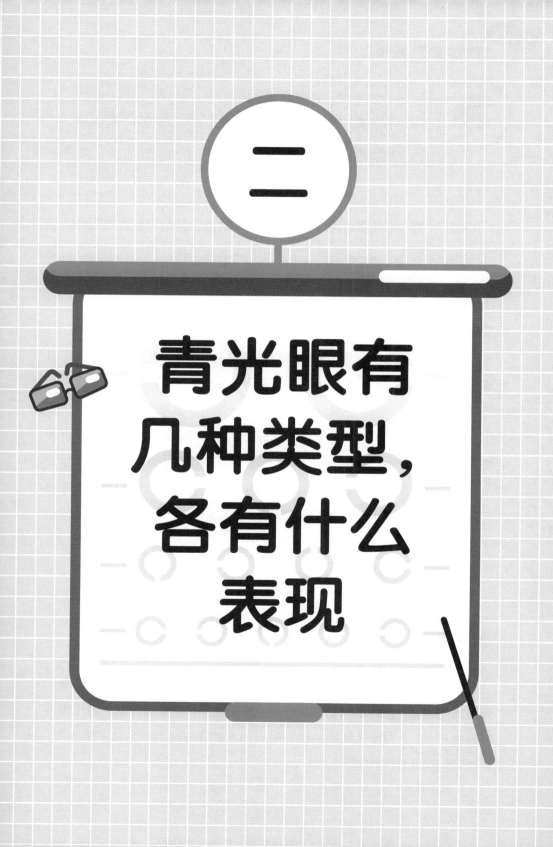

青光眼有几种类型，各有什么表现

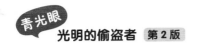

1. 原发性青光眼与继发性青光眼有何区别

　　我们按发病机制是否明确将青光眼分为两大类，即原发性青光眼和继发性青光眼。原发性青光眼是临床常见的主要青光眼类型，其发病机制还没有充分阐明。原发性青光眼一般为双侧性，但两眼的发病可有先后，两眼的严重程度也常不相同。我们根据眼压升高时前房角的状态是关闭还是开放，又将原发性青光眼分为原发性闭角型青光眼和原发性开角型青光眼两大类型。

　　继发性青光眼的发病原因是明确的，往往是由于某些眼病或全身疾病以及某些药物的应用，干扰或破坏了正常的房水循环，使房水流出通路受阻而引起眼压增高的青光眼，占全部青光眼 20%～40%。继发性青光眼多为单眼发病，一般无家族遗传性。根据在眼压升高状态下检查前房角显示房角开放或关闭，又分为继发性开角型青光眼和继发性闭角型青光眼两大类。继发性青光眼除了眼压增高这一危害因素导致视神经损伤外，还有较为严重的原发病因存在，由于原发眼病常使眼组织遭受破坏，所以继发性青光眼在诊断和治疗上比原发性青光眼更为复杂，预后也较差。在继发性青光眼的诊断和治疗中，需要同时考虑眼压水平和原发病变。

重要提示

　　青光眼的发病机制十分复杂，至今尚未完全明确，临床上见到的青光眼类型繁多，治疗的方法常常不同，预后也不一样。青光眼患者经常向医生提问："为什么我患的青光眼与别人的青光眼治疗方法不同？"下面我们就此提问作答。

2. 房角开放与关闭是怎么回事

前房角是前房的最周边部分，由角巩膜缘后面和虹膜周边部（或称根部）前面构成的隐窝组成。它的前壁为角巩膜交界处，后壁为虹膜，顶部由睫状体的底部构成。

正如前面所述，前房角是房水排出的主要通道，对于维持正常的眼压起着重要作用。在正常情况下，房角处于开放状态，眼内房水的生成与排出处于动态平衡，眼压相对稳定。当房角处于开放状态时，用前房角镜检查可看到睫状体带、巩膜突及小梁网等标志，称为"开角"。房角关闭是由于虹膜的周边部堵塞了小梁网，或与小梁网产生永久性粘连，使前房角发生闭合的一种病理状态，称为"闭角"。房角关闭后房水排出通道受阻，从而导致眼压升高，造成青光眼性视神经损伤。房角关闭的患者往往具有房角狭窄，周边虹膜容易与小梁网接触的解剖特征。情绪波动、过度疲劳、近距离用眼过度、暗室环境、全身疾病等都可成为房角关闭的诱因。房角关闭的形式常有以下几种：①全部房角关闭：即360°范围的房角均关闭，往往发病突然，导致眼压急骤升高，表现为急性闭角型青光眼的急性发作状态；②部分房角

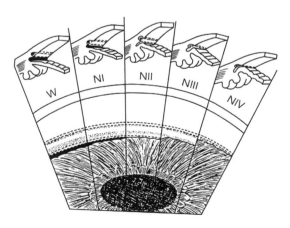

宽房角（W）与窄房角（NI ~ NIII）多为开角，窄房角 NIV 有可能发生关闭。

前房角镜检查下不同的房角状态

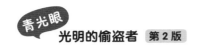

关闭：发病突然，可导致眼压中度升高或间歇性升高，表现为急性闭角型青光眼小发作状态；③房角缓慢逐渐关闭：眼压逐渐升高，表现为慢性闭角型青光眼，往往患者少有自觉症状，只有在做房角镜或超声生物显微镜检查后才能确定。

3. 急性闭角型青光眼是怎么回事

急性闭角型青光眼是原发性闭角型青光眼的一种类型，它以眼压急剧升高并伴有相应的自觉症状和眼前段组织改变为特征的眼病，多见于 50 岁以上人群，女性更常见，男性、女性发病比例约为 1：2。患者常有远视眼，双眼可先后或同时发病。因为情绪激动、在暗室停留时间过长、局部或全身应用抗胆碱药物等都可以使瞳孔散大，周边虹膜松弛，虹膜根部与小梁网相贴附或粘连，导致房水引流障碍，眼压急剧升高而诱发本病。长时间阅读、疲劳、玩手机和棋牌也是本病常见的诱发因素。此型青光眼在发生房角关闭时视力下降、眼前部有明显充血，伴有偏头痛、眉弓痛、眼胀痛等症状。典

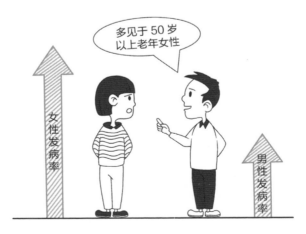

我国闭角型青光眼，女性发病率高于男性，发病比例约为 2：1。
老年女性比男性更易患闭角型青光眼

型的急性闭角型青光眼常有 6 个不同的临床阶段。

（1）临床前期

　　具有闭角型青光眼的眼部解剖结构特征，如浅前房，窄房角等，但还没有发生青光眼。其中又有两种情况：一种是一只眼有明确的青光眼小发作史，而另一只眼却从未发作过；另一种是虽没有闭角型青光眼发作史，但有明确的急性闭角型青光眼家族史，眼部检查显示具备一定的眼部解剖结构异常特征，暗室激发试验可能使眼压明显升高，呈阳性表现。这些眼被认为是处于临床前期，存在着急性发作的潜在危险。

（2）先兆期

　　表现为一过性或反复多次的小发作。发作多出现在傍晚时分，突然感到看物体模糊不清或称雾视、虹视（虹视是闭角型青光眼的一种特殊的自觉症状，表现为看白炽灯光时可见到其周围有彩色环，如同雨后初晴时

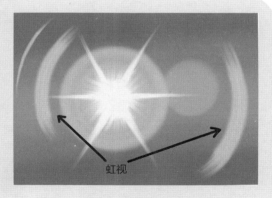

急性闭角型青光眼早期症状

天空出现的彩虹，故名"虹视"。这是由于眼压升高后，引起角膜上皮水肿，通过衍射和散射作用将进入眼内的白色光分解成彩虹色彩所致），可能伴有患侧额部疼痛，或伴同侧鼻根部酸胀，白眼珠发红或不发红。上述症状往往历时短暂，休息后可自行缓解或消失。

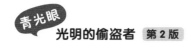

（3）急性发作期

患者表现为剧烈头痛、眼痛、怕光、流眼泪、视力严重减退，常降到眼前指数或手动，可伴有恶心、呕吐等全身症状。

重要提示

原发性急性闭角型青光眼的急性发作期对于眼科医生来说诊断并不困难，但是，急性发作期往往伴有头痛、恶心、呕吐等全身症状，患者往往最先就诊于内科或神经科，若内科或神经科医生缺乏青光眼的相关知识，易造成漏诊及误诊，应引起重视。

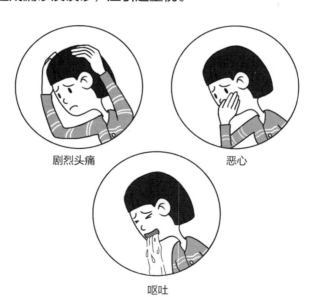

剧烈头痛　　　　　　　　恶心

呕吐

急性闭角型青光眼急性发作期常见合并症状

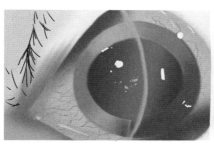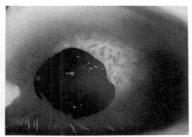

急性闭角型青光眼急性发作期出现眼红，角膜水肿，前房浅，虹膜萎缩，瞳孔开大，晶状体混浊。

急性闭角型青光眼急性发作期症状与体征

（4）间歇期或称缓解期

青光眼急性发作后，经药物治疗或自然缓解，前房角重新开放，眼压和房水流出恢复正常，因而病情得到暂时的缓解，称为间歇期。

（5）慢性期

急性大发作或反复小发作后，虹膜在前房角处形成广泛粘连，小梁网功能遭受严重损害，眼压常中度升高，视盘呈现青光眼性凹陷及盘沿组织缺损，伴有与视盘损伤相对应的视野缺损。慢性期的主要表现为渐进性视力下降或偶尔出现虹视，有些患者伴有眼胀痛或同侧头痛。

（6）绝对期

指高眼压持续过久，眼组织特别是视神经已经遭受严重破坏，视力降至无光感且无法挽救的晚期病例。除视力丧失外，部分患者可因眼压过高而有剧烈眼痛和头痛，有时无法耐受，甚至需要摘除眼球。

4. 慢性闭角型青光眼是怎么回事

原发性慢性闭角型青光眼是一类目前尚不完全清楚的原因导致房角突然或进行性关闭、周边虹膜阻塞了小梁网使房水排出受阻、眼压进行性升高的一类青光眼。患者往往无自觉不适，其临床表现与开角型青光眼十分相似，唯独眼压升高时前房角呈关闭状态，可与开角型青光眼相鉴别。

约 2/3 以上的慢性闭角型青光眼者有反复发作的病史。发作时表现为或多或少的眼部不适、发作性视力下降或虹视，部分病例伴有头昏或头痛。这种发作冬季比夏季要多见一些。情绪紧张、过度疲劳、长时间阅读或近距离工作、看电影、长时间玩手机及玩棋牌等因素常常引起发作。有些妇女在月经期前后或月经期有规律性的发病。患高血压症的老年人，往往以为是因血压控制不佳引起的不适而延误诊治。

几乎所有患者都认为经过良好的睡眠和充分休息后症状缓解或消失，眼压可恢复正常，甚至晚期病例也有同感。但病程拖得越长，睡眠对治疗的作用越小。在病程的早期，发作性眼压增高及其伴随的症状间隔数月才发作一次。若疾病进一步发展，间隔时间越来越短，发作时间会越来越长，有些患者直至几乎每晚都发作时才到医院就诊。

另外，不到 1/3 的慢性闭角型青光眼患者确无任何自觉症状，也像原发性开角型青光眼那样，偶然遮盖健眼时才突然发现另一眼已失明或视力严重下降。这时必须做前房角镜或超声生物显微镜检查才能得到正确诊断与处理，若不认真详细检查前房角，往往可误诊为原发性开角型青光眼而影响治疗。

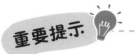

　　原发性慢性闭角型青光眼是我国最常见的青光眼类型，在诊断时易与原发性开角型青光眼相混淆，因两大类青光眼的治疗原则有所不同，所以依靠前房角镜或超声生物显微镜检查结果才能鉴别。慢性闭角型青光眼发病隐蔽，临床症状往往不典型，如果不仔细做房角镜、眼底及视野检查，易发生漏诊及误诊。

5. 原发性开角型青光眼是怎么回事

　　原发性开角型青光眼是由于病理性高眼压引起视神经损伤和视野缺损，在整个病程中前房角始终保持开放的一类青光眼。原发性开角型青光眼发病隐蔽，进展极为缓慢，故不易被早期诊断。因早期一般无任何症状，易与近视眼同时存在而被忽略。当病变发展到一定程度时，可有轻度眼胀痛、视力疲劳和头痛；有些年轻患者可有明显眼压升高而出现虹视、视物模糊等症状。中心视力一般不受影响，而视野逐渐缩小，晚期当视野缩小呈管状时，则出现行动不便和夜晚时症状加剧等。有些晚期病例有虹视或视物模糊，最后可完全失明。早期开角型青光眼的眼压不稳定，且波动幅度较大。眼压波动呈现昼夜波动和季节性波动，大多数是清晨和上午较高，下午逐渐下降，

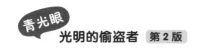

至半夜最低。冬天的眼压较夏天的要高些。随着病程发展，眼压水平逐步升高，多在中等水平，少有超过 60mmHg 的。由于本病发病隐匿，常常到晚期视功能遭受严重损害时才发觉，就如同"小偷"一样，将视力完全偷走而使人毫无觉察，具有更大的隐蔽性与危险性，所以在人群中进行定期筛查才是最有效的防治这类青光眼的方法。对有上述症状和后面要提到的危险因素的患者，特别要做眼压、视野、眼底等检查。

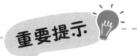

重要提示

原发性开角型青光眼的临床表现基本与原发性慢性闭角型青光眼相似，唯一鉴别的方法是进行前房角镜或超声生物显微镜检查，在眼压升高的状态下，前者的前房角仍开放，而后者的前房角是关闭的。

6. 青少年型青光眼是怎么回事

青少年型青光眼是指 6 岁以后至 30 岁前发病的先天性青光眼。其发病机制与原发性婴幼儿性青光眼相同，均由于前房角发育不良引起，但青光眼的症状出现较晚，外观上无眼球及角膜增大。

此类青光眼与原发性开角型青光眼有相似的隐蔽过程，临床上难以区分，所以在青光眼的分类标准中将 30 岁以前出现的原发性开角型青光眼归入青少年型青光眼。

本病早期一般无自觉症状，不易发现。病情发展到一定程度时可出现虹视、眼胀、头痛甚至恶心等症状。因青少年眼球壁组织的弹性较婴幼儿弱，眼压增高通常不会引起畏光流泪、角膜增大等表现。高度近视眼的视盘改变与青光眼性视盘改变常常难以区分，加之视盘周围的脉络膜视网膜常显萎缩，其视野检查结果往往与青光眼改变相似；另有一些患者因其他眼病就诊，特别是伴有高度近视眼而被发现为青光眼。

青少年型青光眼的早期诊断比较困难，因一般无自觉症状且眼外观基本正常，加之年轻人正处于生长发育期，往往忽略眼睛的健康问题而以为是近视眼，延误了青光眼的诊治，故近视度数呈进行性增长的年轻人，应考虑到青光眼的可能，及时找眼科医师检查，多次测量眼压及进行眼底检查十分必要。

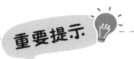

重要提示

患近视眼的年轻人需定期进行青光眼的排查，因为近视眼特别是高度近视眼，也是青光眼的危险因素之一。所以，高度近视眼以及短期内眼镜片度数进行性加深的人群更应警惕青光眼的发生。

7. 婴幼儿型青光眼是怎么回事

婴幼儿型青光眼是小梁网或前房角发育不良引起的青光眼，见于新生儿或婴幼儿时期（0～3岁），70% 为双侧性，属多基因遗传疾病。原发性婴幼儿型青光眼约占先天性青光眼的 50%～55%，一般每 1 万例新生儿中出现 1 例，我国的患病率为 0.002%～0.0038%。男婴多于女婴，男性约占 65%。一般多为散发性，仅 10% 有家族史。估计大约 60% 的患儿可在 3 月龄内，80% 的患儿在半岁以内，其余的在 1～6 岁时被发现患病。因婴幼儿眼球壁的纤维组织富于弹性且较软弱，易受眼压升高影响而扩张，如未及时确诊与治疗将会使整个眼球不断增大。

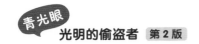

本病早期有以下主要特点：①畏光、流泪、眼睑痉挛是本病三大症状。畏光及流泪是由于角膜水肿所引起的，严重者在一般光线下即表现畏光，在强光下患儿头面部常躲藏在母亲怀中，以避免因光线刺激而致眼痛。；②眼球扩大是另外一个主要表现。眼球扩大的原因是因为组成新生儿眼球外壁的角膜及巩膜的纤维组织富有弹性，其硬度还不足以抵抗眼压增高，故造成了眼球壁的显著扩张。这种变化包括角膜、前房角、巩膜、视神经、巩膜管及筛板等组织的延伸。

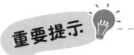

重要提示

任何年龄均可能患青光眼，切不要以为刚出生的婴儿不可能患青光眼。如果发现新生儿的黑眼珠大、泪水较多，出生后两个多月后眼球仍不能随着光线的方向而转动，就应及早到眼科就诊排除婴幼儿型青光眼。因为婴幼儿型青光眼若能早期诊断与治疗，视功能的损伤就越轻。

8. 父母亲如何能早期发现婴幼儿型青光眼

婴幼儿期是视功能发育的重要阶段和敏感时期，一些引起视功能发育不良的常见原因，如不能及时发现并给予早期治疗，必然会造成不可逆转的视力损害而影响孩子的身心健康、智力发育，也必然会影响以后的学习、工作和生活。婴幼儿型青光眼患者由于年龄小，无法言语表达或表达不清自己的不适，全靠家长对婴幼儿的仔细观察才有可能得到及时诊治（请参考本书

"青光眼患者及家属的体会与故事"部分）；如果家长不注意，则容易延误诊断。本病如能早期诊断，早期手术治疗，大多数患者眼压可得到控制，从而避免眼球继续扩大，视神经继续受损伤，保存或提高原有的视功能。因此，对于有以下情况者之一者，家长应警惕孩子患有婴幼儿型青光眼，及早到医院作进一步检查：①畏光、流泪、眼睑痉

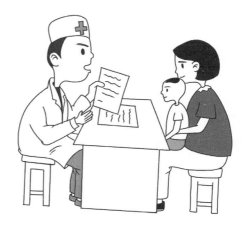

当婴幼儿出现怕光、流泪等症状，家长应及早带小孩到医院作眼科检查

挛睁不开眼。畏光严重时，婴幼儿常烦躁、哭闹，喜欢把头埋躲在母亲怀里。白天由于光线较强不愿意活动，夜晚或暗光下活动则明显增加；②黑眼珠（角膜）不透明而显混浊：早期仅角膜上皮及上皮下水肿，呈轻度雾状混浊，混浊随眼压的升降而有变化，如不及时诊治到了青光眼晚期，整个黑眼珠会变成灰白色；③出生时黑眼珠大、眼泪多、眼球大或双眼大小不对称。

9. 正常眼压性青光眼是怎么回事

正常眼压性青光眼具有原发性开角型青光眼的特征，与其他类型青光眼一样出现视盘凹陷扩大和视野缺损，但缺乏眼压升高的证据，一般认为与高眼压性的原发性开角型青光眼属同一类型，曾称为"低眼压性青光眼"，但实际上眼压测量值是在统计学正常范围内，所以现已统称为"正常眼压性青光眼"。

正常眼压性青光眼发病更隐蔽，早期绝大多数无明显自觉症状，而不能及时就医，患者常常由于其他原因就诊。因出现眼部症状而被患者发觉时，往往已到青光眼的晚期，患者常因视野严重缺损才去就医，此时视功能已受

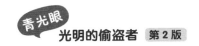
到严重损害。由于患者的眼压在正常范围内，而且中心视力往往较好，若不对视盘、视网膜神经纤维层及视野进行详细检查及密切随访观察极易漏诊。在确诊时应多次测量眼压及昼夜眼压波动以了解眼压的真实状态，且必须与颅脑疾患、特别是颅内肿瘤引起的视神经萎缩相鉴别。

对正常眼压性青光眼患者应注意详细询问病史。部分正常眼压性青光眼患者有屈光不正、低血压及其他全身性血管疾患，如偏头痛、糖尿病等；少数患者有血流动力学危象，如出血性休克、心肌梗死、血管痉挛、大出血造成的急性低血压史，但也有许多患者无上述病史。此外，正常眼压性青光眼患者具有较强的家族遗传倾向。

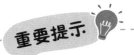

重要提示

切不要以为眼压正常就能排除青光眼，诊断青光眼的重要依据是是否存在青光眼性视神经病变，而不只是以眼压为依据。临床上将视神经已出现明显的青光眼病变而眼压在正常范围的青光眼，称为"正常眼压性青光眼"。

10. 常见的继发性青光眼有哪些类型和表现

继发性青光眼是由于某些眼病或全身疾病干扰或破坏了正常的房水循环，使房水流出通路受阻而引起眼压增高的一组青光眼，其病因比较明确。继发性青光眼多累及单眼，无家族史。下面我们将简单介绍几种常见类型的继发性青光眼的临床症状。

（1）眼前段炎症所致青光眼

眼前段炎症所致青光眼主要是指角膜炎、巩膜炎、虹膜睫状体炎等所致的青光眼。患者往往伴有明显的眼部刺激症状，如怕光、流泪、眼睑痉挛、眼红、视力下降等表现。在临床上，如上述眼病合并继发性青光眼，眼底检查可能会比较困难。此类患者就诊时应注意检查眼压，否则经长期治疗待屈光间质清晰后方检查眼底，视盘已出现萎缩，患者可能失去有用视力，造成不可挽回的损失。

（2）青光眼睫状体炎综合征

青光眼睫状体炎综合征又名青光眼睫状体炎危象。典型病例见于20～50岁人群，60岁以上人群少见。其特点是反复发作的睫状体炎，伴有眼压升高。患者主诉有间歇性反复发作、单眼视物模糊和虹视，怕光、流泪等，症状多不明显。有些患者发作时可无任何临床症状。如出现上述症状应及时就医。本病有自愈倾向。

（3）糖皮质激素性青光眼

糖皮质激素性青光眼或称类固醇性青光眼，是由于眼局部或全身长时间使用糖皮质激素（如地塞米松、可的松、泼尼松等）而诱发的一种开角型青光眼。糖皮质激素性青光眼大多具有原发性开角型青光眼的临床表现，包括高眼压、视盘凹陷增大和视野缺损等。眼压升高可发生在使用糖皮质激素治疗后数天至数年内。大部分患者的眼压是逐渐升高的，所以患者往往无明显症状，只有极少数患者出现类似急性闭角型青光眼的症状，出现眼红、眼痛及视力下降等表现。用含有地塞米松或可的松、泼尼松成分的眼药水点眼的患者，需定期检查眼压，不能自行购买此种制剂长期点眼，一定要在医生的监督下方可使用。有些哮喘、肾病综合征、过敏性疾病、血液系统疾病、自身免疫性疾病等患者需要长期服用激素或使用激素喷雾剂，需定期到眼科进行检查，尤其是测量眼压。

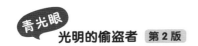

重要提示

在我国仍有糖皮质激素性青光眼的病例出现，为防止糖皮质激素性青光眼发生，应尽量避免长时间使用糖皮质激素点眼，特别是地塞米松、可的松、泼尼松、妥布霉素地塞米松、醋酸泼尼松龙等眼药，如果因全身疾病或某些眼病需要长时间应用的话，应在眼科医生的指导下使用，且在使用期间严密观察眼压及眼底的变化，以防引起青光眼，对视功能造成损伤。

（4）眼外伤相关性青光眼

眼外伤相关性青光眼可因多种眼外伤引起，常见原因有眼球钝挫伤、撕裂伤、化学性或物理性损伤、电磁或放射性损伤、外伤性眼内出血或手术性损伤所致，均属继发性青光眼。眼压升高可出现在外伤后的数天内或数年后，故眼部外伤后需严密追踪观察眼压、眼底等变化。眼外伤相关性青光眼的发病机制比较复杂，可以是单一因素，但更多见的是几种因素共同作用的结果。因其发病机制不同，临床表现也各异。有些患者出现类似原发性急性闭角型青光眼急性发作的症状，而另一些患者则与原发性开角型青光眼一样，青光眼的早期毫无自觉症状，因此很容易造成漏诊和误诊。

（5）晶状体相关性青光眼

晶状体相关性青光眼有许多类型，常见的晶状体相关性青光眼有晶状体脱位所致的青光眼、晶状体膨胀引起的青光眼、晶状体溶解性青光眼、晶状体过敏性青光眼、无晶状体及人工晶状体性青光眼等。

此类患者往往有白内障、白内障手术史或眼外伤的病史，视力下降常较明显，如眼压较高，则出现明显的眼红、眼痛、头痛等青光眼发作症状。

（6）新生血管性青光眼

新生血管性青光眼是继发于视网膜静脉栓塞、糖尿病性视网膜病变等视网膜缺血性疾病或炎症后的一种难治性青光眼。主要症状有患眼疼痛、怕光、流泪，视力一般较差甚至失明。由于结膜及巩膜中度或显著充血，故患者会出现明显的眼红，有些患者眼压太高，常伴有与患眼同侧头痛等症状。这类青光眼的治疗非常棘手，预后极差，关键在于及时治疗视网膜缺血性疾病，以预防这类青光眼的发生。

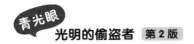

（7）睫状环阻塞性青光眼

又名恶性青光眼，是一种少见而严重的特殊类型闭角型青光眼，它可以造成一眼或双眼失明。本病的主要特征是：眼轴较短，施行抗青光眼手术或其他内眼手术后或滴用缩瞳剂后，前房普遍变浅或消失，眼压升高，用扩瞳剂治疗多可缓解病情，行玻璃体切除手术治疗有效。有些患者需要反复多次手术，或长期使用扩瞳剂才能控制病情的发展。

（8）虹膜角膜内皮综合征

虹膜角膜内皮综合征代表着一组具有原发性角膜内皮细胞异常特点的眼前节疾病。主要临床表现有：单眼发病，但对侧眼角膜内皮异常亦较常见，好发于 20～30 岁人群，以女性多见，家族史罕见。典型表现为单侧虹膜异常、视力减退及疼痛。患者可能首先发现瞳孔形状及位置异常，或虹膜上局限性暗黑色素堆积的斑点（色素痣），它代表着虹膜萎缩或虹膜裂孔区域而形成的"多瞳孔"。患者也可主诉晨起视物模糊，随后逐渐变清晰，或持续性的视力减退和疼痛。本病的晚期通常会出现角膜内皮失代偿、大泡性角膜病变以及继发性青光眼。这类青光眼的预后极差，往往难以避免失明，且伴有严重的眼痛、怕光、流泪等症状。

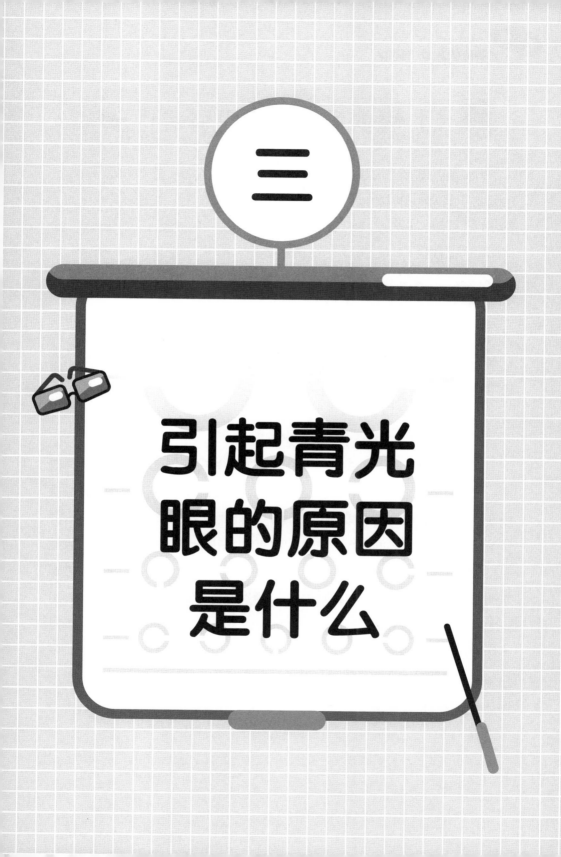

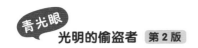

1. 哪些危险因素可引起青光眼

引起青光眼的危险因素有：青光眼家族史、眼压高、高度近视、远视、小眼球、眼底视盘凹陷偏大、双眼视盘凹陷大小不对称、视盘小片状出血、短时间内饮用大量的水（约1 000ml）后眼压升高、糖尿病、心血管疾病（高血压和低血压等）、偏头痛及血液微循环功能不良（如手指、足趾常觉寒冷不暖）等。

2. 为什么会发生原发性闭角型青光眼

原发性闭角型青光眼的发生是由于眼球前段的解剖结构变异如前房较浅、前房角较窄，晶状体较厚及位置相对靠前，致使晶状体与虹膜后表面接触面较广，将虹膜向前推移和膨隆于前房角处。由于晶状体与虹膜的后表面接触面较广，后房中的房水流向瞳孔区的阻力增加，致使房水滞留于虹膜后面，在瞳孔区形成房水引流阻滞现象，而房水是不断产生的，后房因压力增高而将虹膜进一步推向前呈现膨隆状态，致使虹膜周边部盖住了小梁网，房水流出受阻、眼压升高，导致原发性闭角型青光眼，正如同洗涤槽的堵塞发生在排水管入口的表面一样。若虹膜周边部盖住小梁网是突然发生的，则眼压急剧升高导致原发性急性闭角型青光眼发作；若是缓慢发生的，则眼压缓慢升高而导致慢性闭角型青光眼的发生。

3. 哪些人易患闭角型青光眼

闭角型青光眼多见于远视、眼轴较短、前房浅、前房角较窄、晶状体较厚及其位置相对靠前者。此型青光眼患者多为 50 岁以上的中老年人，年龄越大发病率越高；以女性更常见，男性与女性的发病比例约为 1 : 2；患者常见双眼先后或同时发病。此外，有闭角型青光眼家族史及情绪容易波动者（易怒、易喜）更易患病。

4. 青光眼急性发作有哪些诱因

青光眼急性发作的诱因有情绪激动、身体疲劳、在暗室停留的时间过长（如看电影、电视等）、长时间阅读或使用手机等。另外，用能使瞳孔扩大的药物滴眼或全身应用（如用阿托品、托吡卡胺、去氧肾上腺素或复方托吡卡胺滴眼液等及外科手术前肌肉注射阿托品，胃痛服用溴丙胺太林或颠茄合剂等）。

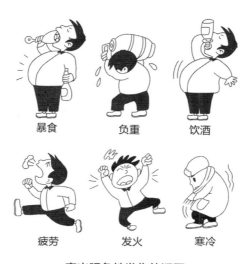

青光眼急性发作的诱因

5. 为什么慢性闭角型青光眼会在不知不觉中发生、发展

如前所述，前房较浅、前房角较窄、晶状体较厚及晶状体的位置相对靠前、房水流经瞳孔区的阻力增加，均可导致虹膜向前方膨隆，虹膜的周边部盖住了小梁网从而使房角关闭，这是发生闭角型青光眼的解剖基础。慢性闭角型青光眼以上情况是缓慢发生，开始时仅虹膜周边部遮盖了小梁网的一小部分，如不能立即解除，久而久之虹膜周边部会与小梁网发生粘连，随着时间推移，粘连（关闭）范围继续扩大，凡发生粘连处小梁网的滤过与引流房水的能力将丧失。在疾病早期由于仅部分虹膜周边部粘连盖住小梁网，未被遮盖或粘连的小梁网仍有引流房水的功能，眼压可能不升高或仅轻微升高。随着疾病的发展，虹膜周边部逐渐与更多的小梁网发生粘连，致使残存的小梁网不能够完全担负引流房水的功能，眼压会逐渐升高。由于慢性闭角型青光眼的这种粘连是缓慢发生，是由点到面逐步发展的，故表现为眼压逐渐升高。这种缓慢的眼压升高常不引起明显的症状，不易被患者觉察，因而不能及时就医。但视神经病变在高眼压的持续作用下会发生进行性的损害，往往是在做青光眼普查或作常规眼科检查才被发现，有些已进入病程晚期的患者直到感觉有视野缺损时才发现。

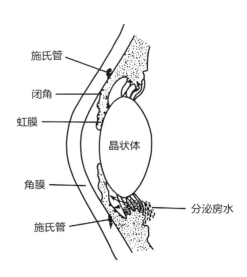

施氏管

闭角

虹膜

晶状体

角膜

分泌房水

施氏管

原发性闭角型青光眼发病机制示意图

6. 原发性开角型青光眼是如何发生的

与闭角型青光眼不同，原发性开角型青光眼在眼压升高的同时，前房角（角膜和虹膜之间的夹角）始终是开放的，虹膜周边部并未与小梁网（前房角处一网筛样结构，正常情况下大部分房水经此排出）相接触或粘连，也就是说小梁网并未被虹膜周边部盖住。小梁网本身的功能下降或房水从小梁网流出的引流通道组织本身的病变会导致房水流出的阻力增加，从而引起眼压升高，就好像洗涤槽的

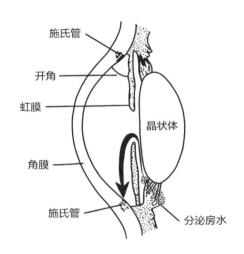

原发性开角型青光眼发病机制示意图

堵塞发生在排水管的里面，但排水管的入口表面并未堵塞一样。视神经乳头在高眼压的持续作用下逐渐萎缩，导致原发性开角型青光眼。

还有部分开角型青光眼患者其眼压并不升高，但却发生典型的视神经萎缩和视野缺损，这就是"正常眼压性青光眼"。其原因是这些患者的视神经本身存在着对自身正常眼压的耐受性降低或视神经的缺血和缺氧，或跨筛板压力差减少而引起的病变。

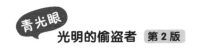

7. 怎样才能对原发性开角型青光眼提高警惕

大部分早期原发性开角型青光眼患者无任何症状，只有小部分的患者偶有眉弓酸胀、眼胀、眼酸及视力疲劳，因而常常不易觉察，许多患者直到视力下降或视野缺损时才到医院就诊。在我国大部分青光眼患者尚未依靠定期健康普查（或青光眼普查）发现青光眼，但在国外有些国家的卫生保健制度中已制定对40岁以上的人群定期作青光眼筛查，以达到早期发现及预防青光眼引起的失明。对具有青光眼危险因素的高危人群（详见"哪些危险因素可引起青光眼"章节）应定期到医院进行检查。

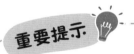

重要提示

有青光眼家族史及危险因素的人群，只有主动定期到眼科检查或参与青光眼普查才有可能得到早期诊治，单靠自己的感觉是不能够诊断或排除青光眼的。

全球青光眼学会专家建议：正常人群35～40岁至少应进行1次全面的青光眼检查，40岁后每隔2～3年检查1次，60岁后每隔1～2年检查1次；如果有前述的任何青光眼危险因素，特别是有青光眼家族者，35岁以后每1～2年检查1次。另外，长期使用电脑的人应每1～2年检查1次。

8. 高度近视眼为什么是青光眼的危险因素

近代研究指出，高度近视者青光眼的发生率要比无高度近视的正常人高3～5倍。高度近视是指在600度以上的近视眼，由于其眼球扩大，眼球壁（主要是白眼珠即巩膜）相对较薄，视神经穿出眼球壁的视盘处球壁亦较薄，对眼压的抵抗能力相对下降，在高眼压持续作用下易引起视盘处的神经纤维损伤，而视盘的凹陷加深不十分明显，加之高度近视眼往往有较大的视盘凹陷及视盘周围脉络膜视网膜萎缩，使临床医生很难分辨与判断视盘的病变是高度近视本身或早期青光眼性改变。另外部分高度近视者对局部滴用糖皮质激素有高敏感性，较易引起眼压增高导致糖皮质激素性青光眼。此外，高度近视眼本身看远的视力较差，远视力下降常不易引起警觉，再者高度近视眼也会影响视野检查及视盘和视网膜神经纤维层的图像分析，以及高度近视眼的黑眼珠（角膜）中心区的厚度往往较正常人薄，测量的眼压值比实际的真实眼压值低，因此高度近视眼伴有青光眼时易引起漏诊。

9. 高度近视合并青光眼为什么容易误诊和漏诊

高度近视合并青光眼容易误诊和漏诊的原因有：①高度近视者的眼球壁相对较薄，对眼压的升高有一定的缓冲作用，当其合并青光眼时，其所测得的眼压值往往低于实际眼压值，特别是采用Schiötz压陷式眼压计测量时更明显；②高度近视者常有大而浅的视盘凹陷，与青光眼的视盘凹陷难以鉴

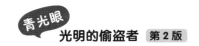

别，若高度近视合并青光眼患者的眼压测量值正常或仅轻微升高时，可能会误认为是高度近视的大的视盘凹陷所致而忽略了青光眼的可能。同时，高度近视的视神经图像定量分析误差大，往往无正常值贮存在检查的仪器内，因而判断结果的可靠性差；③高度近视的视网膜光敏感性普遍性下降，往往合并有眼底视网膜改变和黄斑病变，也可能产生相应的视野改变，很难与青光眼的视野缺损相鉴别。目前，国内外尚无敏感性较高的检查方法来鉴别高度近视眼与原发性开角型青光眼。

10. 为什么葡萄膜炎会引起继发性青光眼

眼球壁由3层组成，最外层的外壳在前面的为黑眼珠（角膜）和后面的白眼珠（巩膜）；眼球壁的中间层为葡萄膜（包括虹膜、睫状体和脉络膜），内层是视网膜。葡萄膜炎就是眼球壁的中间层组织的炎症。葡萄膜炎引起继发性青光眼的原因有：①正常情况下眼内房水清澈透明，一旦葡萄膜发生炎症，房水中就含有炎症细胞和炎症蛋白质，房水就会变混浊，其中的炎症细胞和蛋白质就会堵塞房角中的小梁网眼，导致房水排出阻力增加，进而眼压升高导致继发性青光眼；②由于虹膜炎症，虹膜会与晶状体发生炎性粘连（主要是瞳孔缘处的虹膜），一旦粘连形成，后房中的房水就不能流经瞳孔缘进入前房，房水聚集在后房而不能排出到眼外，眼压升高导致继发性青光眼；③由于虹膜炎症，虹膜周边部与前房角中的小梁网发生粘连，形成周边虹膜前粘连，阻塞小梁网引起房水排出障碍，从而使眼压升高导致继发性青光眼。另外，如果虹膜瞳孔缘与晶状体发生粘连，房水聚集于后房导致虹膜向前膨隆，进而加重虹膜周边部与小梁网的粘连，共同导致眼压升高引起继发性青光眼。

11. 为什么眼睛外伤会引起青光眼

眼外伤引起眼压升高的原因有：①眼球外伤可直接损伤小梁网，导致小梁网水肿、引流房水功能下降；此外，眼球外伤可导致前房角组织撕裂或撕脱，发生纤维化（医学上称"房角后退"），前房角引流房水的功能下降或消失，若残存健康的前房角不能够代偿眼内房水的排出，就会导致眼压升高引起继发性青光眼；②眼球外伤可导致眼内出血，房水中的血细胞和血液凝块会堵塞小梁网眼，导致房水排出受阻，眼压升高引起继发青光眼；同时房水中的血细胞（主要是红细胞）逐渐分解，产生一些物质，这些物质会损伤小梁网，导致引流房水的功能下降，进而导致眼压升高而继发青光眼。另外，房水中的红细胞会变成一种无变形能力的细胞称"血影细胞"，这些细胞膜的硬度比正常的红细胞大，不能变形通过小梁网眼，从而堵塞小梁网导致房水排出受阻，引起眼压升高。

12. 为什么视网膜缺血性疾病会引起新生血管性青光眼

视网膜缺血性疾病常导致视网膜缺血和缺氧，由于机体的代偿作用，缺血缺氧的视网膜会产生一些新生血管形成因子，这些新生血管形成因子可刺激新生血管的形成以提供视网膜营养。这些新生血管形成因子除在缺血缺氧的视网膜中刺激其新生血管形成外，还可以通过血液循环到达虹膜和前房角，刺激虹膜和前房角组织新生血管形成，而虹膜上的新生血管（特别是虹

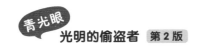
膜周边部）和前房角的新生血管会形成膜状组织（称新生血管膜）覆盖在小梁网的表面，当其收缩时也可导致前房角关闭，房水排出受阻，眼压升高而引起的继发性青光眼，这就是新生血管性青光眼。这种青光眼是目前最难治疗的一类青光眼，预后极差，关键在于预防其发生。

13. 新生血管性青光眼治疗为什么花费高、效果差

新生血管性青光眼（neovascular glaucoma，NVG）是一种具有极高致盲率的眼部疾患，属于难治性青光眼，亦为继发性青光眼。主要继发于糖尿病性视网膜病变、视网膜静脉阻塞、视网膜静脉周围炎等疾病。NVG 的发生是由于前述疾病导致视网膜血流供应减少，视网膜缺血缺氧，引起视网膜产生大量新生血管内皮生长因子（vascular endothelial growth factor，VEGF），从而导致虹膜、房角及小梁网大量新生血管形成，引起小梁网的阻塞和房角的进行性关闭从而阻止了房水的正常流出通道，使眼压不断升高，进而引起眼部疼痛。同时随着眼压的不断升高，眼部缺血缺氧未得到控制，就会造成视神经的损害，引起视力下降，甚至失明，合并眼胀、头痛。目前对于 NVG 的治疗，主要是通过应用药物或手术降低眼压，但是这两种方法的效果都不理想，手术并发症较多。房水引流物植入术提高了手术效果，但增加了治疗费用。随着抗 VEGF 药物的不断研发和临床上的广泛使用，为NVG 的治疗提出了新的理念。在手术治疗 NVG 之前，予以抗 VEGF 药物，如雷珠单抗、康柏西普、阿柏西普等眼内注射，待虹膜和小梁网表面新生血管完全或大部分消退后再进行手术治疗，安全性得以提高，手术当中及手术后前房积血发生率明显减少。

目前，随着人民生活水平的提高，糖尿病、高血压等疾病的发病率有逐

年增高趋势，NVG 的发病率也逐渐增高，治疗颇为棘手，且花费高，是难治性青光眼中疗效最差的一型，越来越受到人们的重视，对高危患者及时进行检查，尽早发现眼底及虹膜新生血管，采取有效的治疗措施，如多次眼底激光治疗、眼内注药是有效控制眼压和保留尚存视力的关键措施。

14. 为什么长期点激素眼药水会引起糖皮质激素性青光眼

　　长期滴用激素类滴眼液引起糖皮质激素性青光眼的原因有：①有些人在局部和全身应用激素后会很快产生眼压升高的反应，可能与其遗传有关。原发性开角型青光眼、高度近视眼和糖尿病患者对激素极为敏感，均属眼压升高反应的高危人群；②激素可抑制小梁网细胞外物质（医学上称"细胞外基质"）的降解，长期滴用激素类滴眼液可导致这些物质的堆积，导致房水外流阻力增加而发生青光眼；③激素可抑制小梁网细胞对房水中碎屑的清除作用（医学上称"吞噬作用"），长期滴用激素类滴眼液可致房水中的碎屑沉积于小梁网，引起房水流出阻力增加，眼压升高而发生青光眼。这类青光眼的发生属于医源性的，在我国眼科临床上时有发生，有些患者由于长期使用激素而造成眼睛失明，应当提倡不要滥用激素。

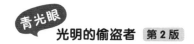
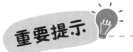

激素有很好的抗炎和抗过敏作用，有些患者眼痒，眼红或眼部过敏使用激素类滴眼液后症状会很快减轻或消失，误认为激素治疗效果很好，因而想长期滴用这类药物，甚至自行到医院或药店购买使用。殊不知，长时间滴用激素类滴眼液后眼压会在不知不觉中缓慢升高，且早期无任何症状，出现眼胀等不适或视力下降明显时已达青光眼晚期。药品名称中带有"松"字的眼药水，如可的松、泼尼松、地塞米松等，就属于激素类眼药水，需要高度警惕，连续使用不能多于一支，时间不能超过1个月；或者在眼科医生的严密监测下合理使用。

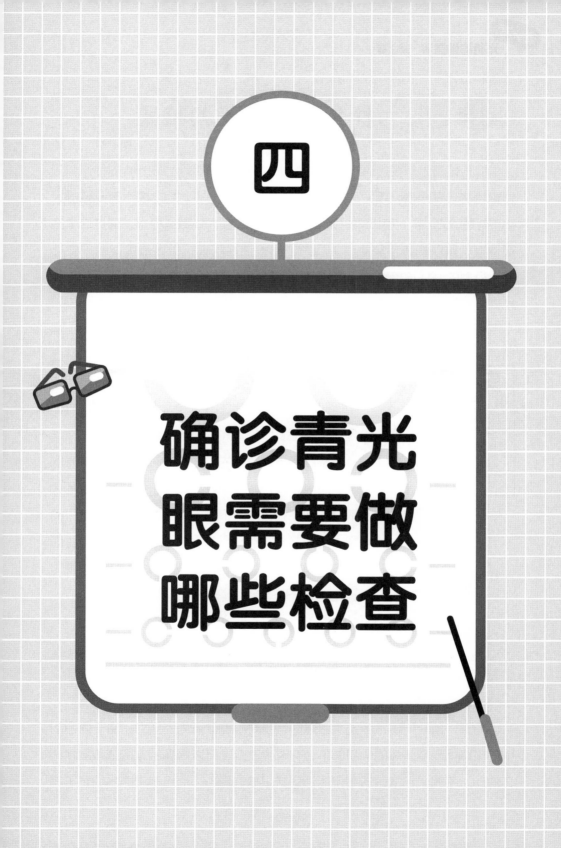

1. 为什么要进行视力检查

视力检查是首要的眼科检查。检查时患者应在距视力表 5m 的地方，分别遮盖住一只眼睛，用另一只眼睛向正前方看视力表。视力表上有一排排大小不等的"E"字，每排"E"字旁边都注明了视力小数或分数。通过这个主观检查，可以初步了解眼睛的视力，即检查视网膜黄斑区最敏锐的视觉功能。视力的好坏直接影响人的学习、工作及生活能力。我们需要了解的是验光试镜矫正后的最佳矫正视力，临床上将1.0（另一种对数视力表标准为5.0）

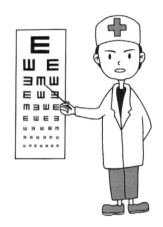

青光眼诊断和随访都
需要检查视力

的视力作为正常视力，世界卫生组织（WHO）规定的标准为：双眼最佳矫正视力均低于 0.3 为"低视力"，低于 0.05 则是"盲"。在青光眼的早期或中期时，中心视力往往不会受太大影响，但如果你是一个急性发作的青光眼患者，会由于眼压过高、角膜水肿而出现暂时的视力锐减；如果你是青光眼晚期患者，视力可能很好，但看东西的视野范围会很窄，连单独行走或下楼梯都会感到困难，这时的视力处于将要"熄灭状态"，一旦眼压发生短暂而剧烈的波动，这点视力就会马上消失。所以，视力检查是青光眼患者最基本的常规检查。

2. 为什么要测量眼压

如第一部分所述，眼压是眼球内容物对眼球壁所施的压力，由于内容物中的玻璃体和晶状体的体积都不会有较大改变，所以眼压的维持依赖房水循环的动态平衡。正常眼压不但能够保持眼球的形态，而且通过房水的正常循环，保持正常的视功能。正常人的眼压值为 10～21mmHg，两眼眼压差不超过 5mmHg。必须指出的是：人的眼压不是恒定不变的，而是处于动态平衡的波动状态，但正常眼压昼夜 24h 波动不会超过 8mmHg。眼压升高或 24h 眼压波动增大是引起青光眼的最重要的危险因素。治疗青光眼的重要措施就是降低眼压，直至视神经病变停止进展为目标。因此，对青光眼进行眼压测量非常必要，即使对正常眼压性青光眼，也要反复进行眼压测量。

3. 常用的眼压计有哪些

目前临床上应用的眼压计有很多种，但国际上青光眼专科以用带蓝色光的戈德曼（Goldmann）压平眼压计作为"金标准"，而喷气式的非接触性眼压计只用于普通眼科诊室，供筛查青光眼用。用眼压计测量眼压的原理绝大多数是将眼压计置于眼球表面，对眼球产生一定压力，引起眼球壁的张力发生不同程度的变化，从而推算出眼压值为多少毫米汞柱。最常用的眼压计有压平式和压陷式两种类型。

（1）压平式眼压计

以戈德曼压平眼压计为最具代表性，它是当今世界上最通用的眼压计。测量时将其置于角膜上，对眼球壁施加恒定的外力将角膜表面压平到固定的程度，根据施加的外力大小不同转换成眼压测量值。它的特点是眼压值不受眼球壁硬度的影响，所以最能反映出真实眼压。这类眼压计有 Goldmann 眼压计、Perkins 眼压计、Tono-Pen 眼压计、动态轮廓眼压计（DCT）等。其中，Goldmann 眼压计早已成为国际公认的金标准眼压检测法，它的测量值重复性好，测量误差较小。

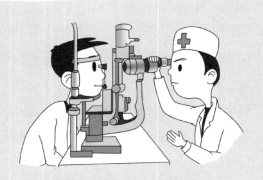

目前常用的 Goldmann 压平眼压计

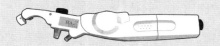

手持式 Perkins 压平眼压计

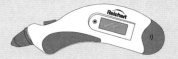

笔式 Tono-Pen 压平眼压计

（2）单针压陷式眼压计

　　以 Schiötz 眼压计为代表的单针压陷式眼压计是 19 世纪末到 20 世纪初被广泛应用于临床的眼压计，但在我国的部分基层医院由于受经济条件的限制至今仍在继续使用。在检查时，患者平躺在检查床上，眼睛点表面麻醉剂后注视正上方大约 30cm 处自己的手指，医生把眼压计轻放在患者的眼球中央黑眼珠上，靠眼压计的重量压陷角膜，眼压计的指针会自行摆动，从指针移动的刻度来换算成毫米汞柱的眼压值。该仪器便于携带和操作，但受巩膜硬度的影响大，比如高度近视眼测出的数值会比实际值偏低，每次使用前均需将眼压计本身进行标准化校正，因此准确性较差，测量值仅作参考。

（3）非接触式眼压计（non-contact tonometer，NCT）

多用于大规模青光眼筛查，其中最常用的是气冲式非接触眼压计。它利用一股瞬间气体，喷向患者的角膜表面，通过反射系统转换成眼压值。这种检查不接触眼球，操作无创、方便，无须使用表面麻醉剂，不会引起交叉感染，但是测量结果有一定误差，只能用作初步估测，不宜用于青光眼临床工作。

（4）回弹式眼压计

Icare 回弹式眼压计是一种新型回弹式眼压计，依靠磁感应回弹或撞击原理，利用小杆状探针的回弹动作来实现，这种回弹动作由眼和探针的相互作用产生，眼压计可在0.1s内获得测量数据。如果眼压升高，探针撞击后的减速度增加，撞击的持续时间缩短。根据对撞击持续时间或最大减速度的测量计算眼压。优点是：①无须表面麻醉，便于携带，

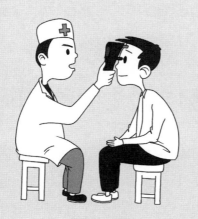

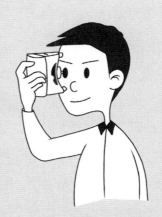

Icare 回弹式眼压计　　　　　家用回弹式眼压计

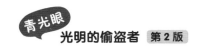

舒适度高；②接触式，可信度高；③可用于儿童，角膜水肿、混浊或角膜表面不平者，卧床患者，还可在家自行测量；④探针需一次性使用，避免交叉感染；⑤对检查者的熟练程度要求不高，易操作。目前已在临床上广泛使用。

 知识链接

目前眼科临床中采用的眼压计种类较多，但作为"金标准"用于青光眼检查的并早已被国际青光眼学界公认的眼压计是戈德曼压平眼压计。应当指出的是，当前国内眼科临床一般用于青光眼检查的多以非接触性眼压计为主，而国内外青光眼学界认为此类眼压计仅可用于青光眼筛查或其他无青光眼的眼病。

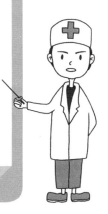

4. 怎样才能配合医生测量好眼压

眼压测量是青光眼检查项目中最重要的内容之一，医生需根据眼压高低了解治疗效果并及时调整治疗。用戈德曼压平眼压计测量眼压时，需先给被测者滴入表面麻醉药液，在整个过程中患者应很好地配合医生，才能得出正确的眼压值，归纳起来患者需注意以下事项。

（1）将头部（下颌的颏部）放在裂隙灯的下颌托上，前额部与裂隙灯的前额固定带紧紧相靠。

（2）测量时不要紧张，心态放平和，放松呼吸与全身肌肉，尽量睁大眼睛，保持平视前方。

（3）心中想一些愉快的事，只要 1～2min 即可测量完毕。

5. 测量眼压会损害眼睛吗

大家一定觉得这类检查挺害怕的，医师要把眼压计的头端接触你的眼睛（角膜），其实没关系，在检查前眼球表面需点麻醉药液，只要你能配合地睁大眼睛注视前方，不眨眼、不东张西望，整个过程中患者没有感觉，检查是会很顺利而且安全的。有人可能会问，平时眼睛里连沙子都容不下，何况那么大个接触头，难免会不自主地眨眼吗？

事实上，在测量眼压前，医生会给你点表面麻醉剂，这样只要不碰到你的眼皮，你就不会眨眼了。当然，接触眼球，甚至表面麻醉剂多少都会对眼睛最前面的这层角膜产生影响，偶尔会出现角膜上皮脱落，测量后你会感到眼部的异物感很明显，这也不必担心，如果没有特殊情况，这些脱落的上皮会在数小时内修复。有些患者对非接触性喷气式眼压计很害怕，尤其是当那股气流瞬间喷出时，其实它也是很安全的，测量过程中测量头不会接触眼球，无任何创伤。介绍了那么多，你应该放轻松了。测量眼压可能会对眼球有一定影响，但发生概率很小，完全没有必要因为担心引起副作用而拒绝眼压的检查。

6. 为什么要测量 24h 眼压波动或日间眼压波动

上午你到医院看病时测得眼压在 21mmHg 以下，下午 4 点钟若再测眼压很可能会超过正常范围。这是因为在一天 24h 之内，眼压是处于波动状态的，就像血压和体温一样。医师测量的眼压值只能代表你当时的眼压水平。一般来说，正常人在清晨 4 ~ 7 点的眼压最高，日间逐渐降低，下午或傍晚最低。眼压波动范围过大，也会引起视神经损伤。所以，医生在诊断早期青光眼时，一次眼压测量不能发现眼压升高，往往需要测量 24h 内的动态眼压。有时由于医院的条件或患者本身无法完成昼夜眼压测量，至少应争取测量日间眼压波动，在多个时点内更多了解眼压的动态变化，有利于早期确诊青光眼与进一步了解治疗后的实际眼压状态。一般来说，最好选择完整的一天来多次测量眼压，这样，医生才能精确地掌握你的眼压波动状态，有利于疾病的诊断、治疗方法的选择、用药时间的制定和药物种类的选择。把几天内不同时段的眼压拼凑起来的结果是没有意义的。一般在早晨 5 点、7 点，上午 10 点，下午 2 点、6 点和晚上 10 点等 6 个时间点进行 24 小时眼压波动测量，或在工作日内的上午 8 点、10 点、12 点和下午 2 点、4 点等 5 个时间点进行日间眼压测量，或 24 小时内每隔 2 ~ 4 小时测量眼压 1 次。一方面可以增加高眼压的检出率，发现上班时间外的眼压波动或升高；另一方面还可以通过分析眼压的波动范围及两眼眼压差来协助诊断。

7. 测量中央角膜厚度有什么意义

如前所述，当今的眼压计均需放在眼球上与角膜（黑眼珠）的正中央接触才能进行眼压测量，那么中央角膜的厚度多少会影响眼压的测量结果。正常人的中央角膜厚度在（520±50）μm 范围，Goldmann 压平眼压计是根据正常中央角膜厚度设计的，只有在此范围内的中央角膜厚度所测得的眼压值才相对准确。近年来有很多研究表明角膜厚度影响真正的眼压测量值，即中央角膜越厚，眼压值较实际值越偏高。与此相反，中央角膜厚度较薄时，测得的眼压值较实际值低。因此，中央角膜厚度对实际的眼压值有一定影响，特别是对高眼压症和正常眼压性青光眼，可能影响对疾病的判断和评估，所以，在判断眼压对青光眼视神经病变的影响时，医师会以中央角膜厚度测量值作为参考来校正眼压测量值。

8. 近视眼激光矫正术后眼压为什么会偏低

前面已经提到，中央角膜厚度对眼压测量值的影响不容忽视。过厚或过薄的角膜会影响角膜抵抗力，当角膜厚度超过平均值（520μm）时，需加较大的力压平角膜，测得的眼压将高于实际眼压值；相反，当角膜厚度低于平均值时，则只需较小的力压平角膜，测得的眼压低于其真实值。角膜屈光手术通过对中央区角膜切削重塑而达到治疗近视的目的，会影响眼压测量的真实值。由于角膜实质层被切削变薄，近视眼屈光矫正术后眼压均会偏低，大约在 12mmHg 左右，且下降幅度与矫正度数、角膜厚度以及角膜曲率改变明显相关。近视眼激光矫正手术前后进行眼压测量和监测是必要的，其眼压的差值可作为术后监测眼压的校正因素。当然，临床上也有不受中央角膜厚度影响的眼压计，如眼反应分析仪（ORA，非接触式）、可视化角膜生物力学分析仪（Corvis ST 眼压计）及动态轮廓眼压计（DCT），为激光矫正术后眼压准确测量提供了有效的手段。

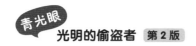

9. 为什么要进行裂隙灯显微镜检查

　　裂隙灯活体显微镜检查简称裂隙灯检查，需在暗室中进行，是眼科诊室必备的常规检查法，检查前医师会根据你的坐高调整操作台，使你很舒适地坐在仪器前，把下巴放在下颌托上，头的前额部尽量向前顶住额带不要移动，并睁开眼睛平视前方，检查过程中头部要保持上述姿势。检查是通过一束裂隙状的强光源照射到眼睛的前段，通过显微镜的放大作用观察眼睛的前节部如结膜、角膜、前房、房水、虹膜、瞳孔及晶状体等。通过这个检查，医师可以仔细地了解眼球组织是否出现青光眼改变，以作为青光眼的诊断与分类依据。同时，还利用裂隙灯显微镜加上一些辅助检查装置做进一步检查，比如上面提到的 Goldmann 压平眼压计测眼压，角膜厚度仪测量中央角膜厚度，以及前房角镜查看房角等。当然在裂隙灯显微镜上如果安装摄像装置或激光装置，还可进行眼部的显微照相以及青光眼的激光治疗。

10. 周边前房深度与角膜厚度的比较有什么意义

　　在没有前房角镜或是患者不配合的情况下，医生怎么了解患者的前房深度和前房角呢？主要就是通过裂隙灯显微镜，把光带调成裂隙状，对焦在角膜上，看周边前房（角膜与虹膜交界的地方）的深度与此处周边角膜厚度的比较，比如在时钟 6 点钟位，如果周边前房深度小于此处角膜厚度的 1/4，可怀疑此处房角窄闭等等，由此，医师可以间接了解前房角状态，以确定是否需要进一步做其他检查。此种检查仅能间接地了解前房角状态，不能用于判断青光眼的类型。

11. 诊治青光眼为什么要进行眼底检查

医师用检眼镜或裂隙灯加接触镜来检查视神经的视盘及其周围的视网膜神经纤维层，是青光眼检查中非常重要的部分。与视野检查相比，它属于客观性检查，不受患者的配合程度和主观因素的影响。如前所述，青光眼是一种视神经病变，只有通过眼底检查才能了解青光眼视神经损害的严重程度。检查的结果就是你常听到的"杯盘比（亦称 C/D，即青光眼杯与视神经乳头直径之比）""盘沿""视网膜神经纤维层缺损""视盘出血"等作为描绘的内容。这也是随访青光眼的重要项目之一，特别是对于早、中期青光眼，每次随访都必须了解它的变化情况。

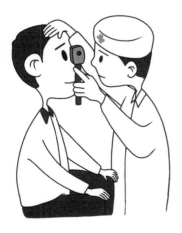

眼底检查对于青光眼的诊断
和随访非常重要

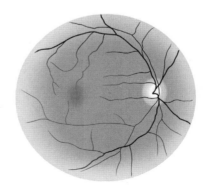

青光眼的眼底图像
（视杯凹陷加深扩大）

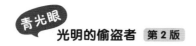

12. 视神经损伤定量检测的技术有哪些

用检眼镜检查只能对青光眼的视神经损伤作出定性或半定量的评估。现代激光及计算机影像技术为视盘及视网膜神经纤维层的定量检测提供了一系列新技术，如眼底立体照相及计算机图像处理、共焦激光扫描仪（heidelberg retina tomography，HRT）、偏振激光视网膜神经纤维分析仪（GDx）、光学相干激光断层扫描（optical coherence laser tomography，OCT）以及视网膜厚度分析仪（retinal thickness analyzer，RTA）等。如果你所在的区域有这些检查仪器，应在初次就诊时进行检查并终身保存好这些原始检查资料，以便医生了解治疗前后的视神经损伤状态，更好地指导如何治疗，这将对你的青光眼的早期诊断和病情的随访起到十分重要的作用。

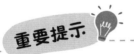
重要提示

　　上面各种检查，有时需要点药把瞳孔扩大来检查，如果你患的是开角型青光眼，那没什么大碍；但如果你患的是闭角型青光眼，将由医师根据你的眼压状态及病情决定是否能扩瞳，即便扩瞳检查完后，一般也需滴用缩瞳剂将瞳孔缩小或观察一段时间，以免眼压升高，引起青光眼的急性发作。

13. 为什么要进行前房角镜检查

前房角是房水流出眼球的最主要通道，任何原因导致前房角处房水引流受阻，都会引起眼压升高导致青光眼。因此，直接对前房角检查对于青光眼的诊断、分型、了解眼压升高的机制及制订治疗方案以及了解治疗效果等是十分重要的。另外，房角镜的应用也是医师进行青光眼虹膜激光手术的基础。

在暗室，于裂隙灯下医师用特殊的接触镜（房角镜）做检查，通过其镜面光线的反射及折射，可直接观察前房角的结构。如果前房角的各部组织都可以查见，称宽角（即房角开放），见于开角型青光眼；如果前房角的各部组织被虹膜阻挡而不可查见，称闭角（即房角关闭），见于闭角型青光眼。检查时，患者需放松且舒适地坐在裂隙灯前，头放在下颌托上和前额贴附在额带上，点表面麻醉剂后，医师会把涂有粘弹剂的房角镜通过"吸杯效应"固定在黑眼珠（角膜）上，就像检查裂隙灯显微镜一样，患者只需根据医师的要求注视或转动眼球，医师就可以通过房角镜的反射镜很快得到所要的房角信息，以判断房角开放或关闭及其范围大小，只有这样才能将青光眼作出分类，有了正确的分类，才能给予相应的治疗。因此，前房角镜检查是诊断与追踪了解治疗效果必备且十分重要的检查。

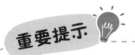

有时，医师需要转动房角镜或者动态地用反射镜边缘压迫角膜缘以观察对侧房角的情况，请不要紧张，也不要使劲儿闭眼、眨眼或让头离开检查台，这样做只会加重检查带来的不适。

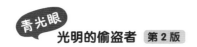

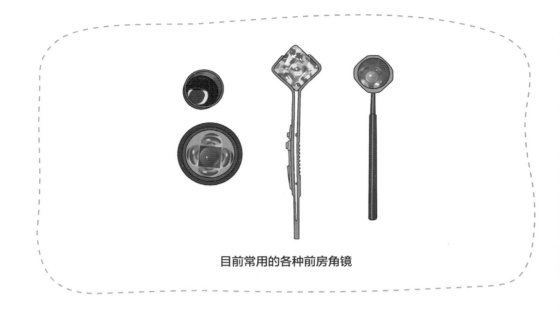

目前常用的各种前房角镜

14.什么叫视野和视野缺损

　　视野检查是诊治与追踪青光眼最重要的检查之一。视野检查可以直接了解视神经的功能，判断视神经受损的程度。视野是指眼睛向正前方固视不动时，所能看见的空间范围。视野始终与青光眼的诊断和治疗密切相关。视野检查结果可靠性的关键取决于患者的"固视"状态，也就是说在整个检查过程中患者必需注视正前方视野计中设置的中心亮点即"固视点"，眼球不能转动或有意无意地从旁边"偷看"，目的是检查用眼睛周边的余光所能看得见的范围。因为视网膜上每一个点都有一个相对应的点投射在前方空间点视野上。例如：我们上方视野中所见到的物像是由下方视网膜感光后而形成的视觉；而下方视野中所见到的物像是由上方视网膜感光后而形成的视觉。另外，在这个视野范围内，每一个点的视网膜对外界射入光线的敏感度也不相同，一般来说是从视野的最敏感的中央区向周边区逐渐减弱，就像在黑暗大海中的一个小岛，有中央的顶峰和周边与大海相连接的区域，而这座山峰相同海拔的相等高度的线，在视野学中我们就称为"等视线"。

青光眼引起的视神经纤维受损，表现在与视神经纤维相对应的视野区的视功能下降（称暗点）。青光眼患者的视野随着病程的进展，会出现一系列典型的特征性改变，有助于青光眼的诊断。青光眼早期"暗点"小，而且分散存在，还不会影响正常地看东西，患者很难察觉，随着病程进展，患者可能发现在定睛看前方时，有一片区域看不清楚，发展到晚期甚至只能看得到正前方窄小范围的物体，连吃饭都看不见桌上的菜碗，下楼梯都不敢伸脚了。这说明由青光眼早期的视野轻度缺损渐渐向中、晚期发展，最后整个视野完全丧失而失明。就像我们刚才提到的那座大海中的小岛完全沉沉埋在黑暗的大海中一样。医生会根据视野改变的部位和形态特征，区分视神经损伤的严重程度，了解青光眼病变进展的状态而采取恰当治疗，以制止病变发展。

视野检查已有 100 多年的历史了，以前都是手工操作的。当今的现代医学都采用计算机自动视野计做青光眼视野检查，如 Humphrey 自动视野计、Octopus 自动视野计及 Oculus 自动视野计。计算机自动视野计不但有助于早期青光眼诊断，而且可运用其分析软件对治疗前后视野追踪结果进行对比分析。

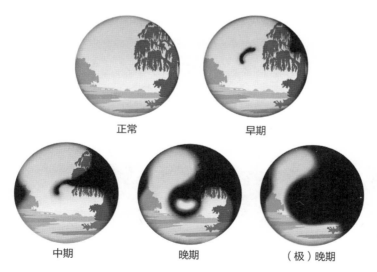

青光眼不同阶段的视野改变

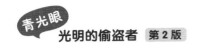

15. 作视野检查之前为什么要验光

视野检查是一种心理物理学检查，在检查的全过程中患者必需高度注意，保持注视视野计设置的正前方固视点，方可获得正确结果。目前临床上常用的视野检查，由计算机按照医师选定的检查程序和策略，一步一步地控制检查的过程而完成。

视野检查是一项近距离的检查，临床上常用的 Humphrey 视野计要求被检查者眼与视野计设置的固视点距离为 33cm，正视眼注视固视点时需要 +3D 的调节力。进行中心 24° 或 30° 视野检查（静态阈值检测）时，为了使刺激光标准确地聚焦在视网膜上，在视野检查前必须对受检眼先验光获得戴眼镜后的最佳视力的屈光度，在检查过程中予以配戴上，否则刺激光标在视网膜上成像模糊不清，会导致检查结果不真实、不可靠。对于 30° 以外的周边视野测试，又称动态视野检查，因周边视网膜有很好的空间积累效应，使用眼镜片反而会因镜片框的阻挡影响周边视野的检测。所以，在进行周边视野检查时，用裸眼进行检查；而在进行中心 24° 或 30° 视野检查前应先常规验光检查屈光状态，检查者再根据验光结果结合患者的年龄变化选用合适的矫正镜片进行检查。

16. 什么是动态视野检查

通俗说，动态视野检查是要了解环绕小岛同一海拔高度的等高线（称等视线）的范围，如果这条等高线异常，就会发现视野收缩或缺损。检查时，患者平视前方的固视点，眼球不能转动，医生用同一大小及亮度刺激光的光标从周边看不见的部位慢慢地向中心固视点移动，直到患者刚刚看见时为止，立即将此点记录下来，再以同一方法在不同的方位每间隔15°或30°重复地从周边部渐渐向中心移动光标，直到患者刚看见光标为止，环绕全视野范围360°检查完毕后，将各条经线上的点连成

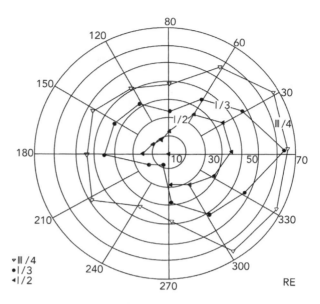

动态视野检查结果

一个弧形圈，即患者在同一光标检查下的"动态视野"。不同大小与亮度的刺激光标有不同的动态视野范围。正常情况下，除生理盲点外，同一光标检查的视野范围内所有点用该光标检查都应该看得见，而视野范围外的光标点是看不见的。动态视野检查所得结果只能粗略了解视神经功能，主要用于晚期青光眼的诊断和随访。

 17. 什么是静态视野检查

  静态视野检查与动态视野检查不同，在做视野检查时光标位置及大小不能移动，而是通过改变光标的刺激光强度或大小来测定视野范围内各检测点对光标的敏感度。现代的计算机自动视野计内多设有静态与动态视野检查的两种程序。静态视野检查能够检测到视野范围内各检测点感受光刺激的敏感度，有利于发现早期青光眼的视野改变。

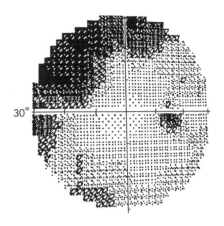

静态视野检查结果

18. 怎样才能做好视野检查

视野结果是诊治青光眼的重要依据，为了获得准确性高的视野检测结果，患者在检查过程中需注意以下事项。

（1）检查视野过程中切记不要紧张，在正式开始检查前医生与患者均应在视野检查的暗室内适应 3 ~ 5min。

（2）做视野检查的医生应向患者说明如何进行操作，并让患者试行操作练习 1 ~ 2 次，以解除紧张心理提高结果的准确度。

（3）检查中是可以眨眼睛的，而且请记住一定会眨眼的。

（4）当检查的医生用眼垫遮盖一只眼后，如果患者觉得需要适应一下，可以向医生提出要求，等待几分钟再开始做检查。

（5）最好先检查需要诊断的眼睛。

（6）一定不要把遮盖眼垫压在眼球上。

（7）患者可把检查当成玩电子游戏一样轻松对待。

（8）在检查中如果累了可向检查的医生提出要求休息一下。

（9）最重要的是尽量集中注意力，保持向前方机器设置的固视点注视，用平和轻松的心态进行，一旦看见光标时应立即作出回答。

（10）检查完毕后把报告单拿给医师看，请医师解释结果。

（11）结果不准确或不可靠时必须重新检查。

患者应保存好自己的视野报告单供日后长期追踪观察比较，这一点非常重要。已确诊的青光眼患者经治疗后眼压控制良好者，亦应每年复查 1~2 次视野。如果怀疑视野损伤有进展，应每 3~6 个月检查 1 次。如果在检查中若发现视野损伤可能有进展，应立即重复 1 次检查，如果 3 次检查中有 2 次视野保持在原有状态，才可判断为无进展。

正确的视野检查对患者要求较高，如前所述此检查是青光眼最基本且较复杂的检查，患者合作的好坏程度直接影响检查结果的准确性。为了尽量获得准确度高的检查结果，在整个检查过程中技术人员会静候在你的身旁进行指导，一般会让你先做 1~2 次练习。

检查时技术人员会告诉你，当看见光标的亮点出现时，应如何使用应答按钮。在视野计内的正前方有一"固视点"，在整个检查的过程中你必须始终注视着前方的"固视点"而不要转动眼睛，与此同时，视野计的投射屏幕上的任何位置都可能不断地出现不同亮度的光标点，只要你感觉看见了光标，就立即按应答按钮。在整个的检查过程中需保持注意力，任何时候绝不可放弃对正前方"固视点"的注视而自己到处去寻找闪现的光标。如果在检查过程中有任何的不适或疑虑，都可以按住应答按钮不放，告诉技术人员要求暂停检查，休息片刻后再继续检查。

另外，还有如下可影响视野检查的准确性的因素。

（1）瞳孔

视野检查前需要测量瞳孔直径，因瞳孔大小会影响检查结果。检查视野前不能散瞳，且应停用缩瞳药物在 3d 以上。

（2）屈光不正

未矫正的屈光不正会影响静态视野检查结果，在检查前需验光了解屈光不正状态，检查视野时应加带矫正屈光不正的无框眼镜片。

（3）暗室

应在暗室内进行视野检查。为了让患者尽快适应暗室环境，检查前最好先在暗室内适应 5～10min 左右。

19. 视野检查结果报告单为什么多种多样

视野检查本身就有多种仪器，每台仪器又会根据不同的疾病检查要求，有很多种程序和设计，在医师进行病情分析时还会有选择地打印出不同的统计分析图。如 Humphrey 视野计有完整的七合一图，有精简的三合一图，有多次复查结果综合的视野进展分析图等。

20. 眼部 A 超检查对诊治青光眼有什么作用

A 型超声检查是一种传统的眼部检查，用它测量眼部各组织状态和长度，包括前房深度、晶状体厚度和眼轴长度，这在青光眼患者的诊断分型方面有重要作用。如前所述，闭角型青光眼常常是眼球的前后轴偏短，前房较浅，而晶状体相对较厚，晶状体厚度与眼轴长度比值较大；相反，开角型青光眼尤其是高度近视合并的青光眼常常眼轴较长，前房较深。有研究者还证实，先天性青光眼的眼轴长度、前房深度、玻璃体腔长度都明显大于正常眼，而晶状体厚度却小于正常人。临床上也常常利用 A 型超声检测眼球前后轴长度作为追踪观察婴幼儿青光眼手术治疗后的疗效。此外，角膜厚度的测量原理也是基于 A 超的测定。

21. 婴幼儿型青光眼的检查项目与成年人有什么不同

婴幼儿型青光眼的患儿年龄太小，往往在出生后至 2 岁可确诊，父母及亲属如不能引起警惕、及时送婴幼儿到医院就诊，患儿很可能致盲。但婴幼儿常常不能配合医生做一些有关确诊青光眼的复杂的检查，所以对这类患儿的检查的要求是有特殊的。初诊时主要是要观察患儿有没有怕光、眼睛是否难以睁开、黑眼珠是否特别大和是否容易流眼泪等症状。可以试用一些声光玩具逗引患儿，争取患儿在安静状态或进入睡眠状态时检查；或在婴儿吃奶时完成检查。年龄大一点的儿童可在眼表面局麻下测角膜直径、量眼压（便

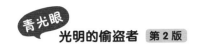
携式眼压计）和检查前房角（直接房角镜或超声生物显微镜）；较大的婴幼儿可口服 10% 水合氯醛，在其入睡的短暂间隙内进行检查，但服用前要禁食 4h，检查完毕后，一定要在医生监督下等待患儿苏醒才能离开医院。有时为了得到更详细检查结果，往往需要在全身麻醉下检查眼压、房角状态、角膜直径、视盘和眼部 A 超或 B 超以及视网膜检影等。同时，一旦确诊，在家长知情同意的条件下需尽可能立即施行手术，以避免重复全身麻醉。

22. 什么是青光眼激发试验

某些患者经临床检查既不能确诊，也不能完全排除青光眼，比如有眼胀、看东西出现彩虹一样的光圈、视力一过性的下降以及有青光眼家族史的患者，此时可用激发试验使眼压短暂升高，借以诊断青光眼，如暗室试验、俯卧试验、饮水试验和散瞳试验等。但无论是哪种试验，如果采用上述方法后眼压升高大于 30mmHg，或者试验前后眼压差大于 8mmHg 者，称为阳性。激发试验对诊断闭角型青光眼有一定价值，特别是对结果阳性的患者，经激发后在眼压升高的状态下作房角镜检查，发现试验后房角进一步关闭者，有助于对闭角型青光眼的确诊。目前，国内外已有很多的早期青光眼诊断新技术问世，并开始应用于临床，获得了以往无法得到的更早期青光眼改变的资料，当今临床上已很少用激发试验来诊断青光眼了。

23. 超声生物显微镜（UBM）检查有什么作用

超声生物显微镜（UBM）是利用超声波技术，活体检查前房角区的细微结构，可将普通 B 超图像的分辨率提高 10 倍，除了能准确测量前房深度和房角的宽度外，其最大的优点是能直观地展现前房角和虹膜后方的后房、睫状体等结构情况，而这些是用临床上现有的一般检查无法了解到的"盲区"。UBM 对了解前房角的活体状态更加直接而清晰，有利于分析闭角型青光眼发生的机制，从而不但能正确诊断并针对不同的闭角型青光眼发生机制予以处理，而且可以尽量避免术后并发症。

做 UBM 检查时患者取仰卧位，在角膜表面麻醉后，医师会在黑眼珠（角膜）表面放上一个刚好卡住上下眼皮的透明眼杯，然后在其中注满生理盐水或黏弹剂，再将一个不断震动的超声波探头放在眼杯溶液中进行检查。需要注意的是，在操作时，由于探头并没有触及眼球，不会对眼球造成任何损伤，但有时可能会感到短暂而轻微的不适。

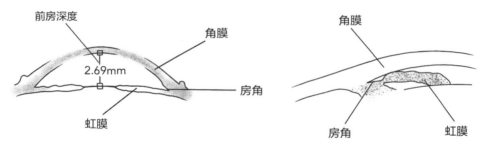

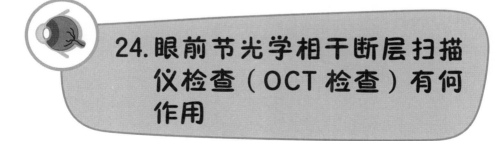

UBM 检查能直观地展现前房角和虹膜、后房、睫状体等结构

24. 眼前节光学相干断层扫描仪检查（OCT 检查）有何作用

眼前节光学相干断层扫描仪检查（OCT 检查）是一种非接触性、高分辨率的光学相干断层扫描技术。这类扫描仪既能进行定性检测又能进行定量

分析。目前大部分眼后节 OCT 仪器都带有前节扫描功能，将透明前置镜安装在检测探头前，即可扫描前节。眼前节 OCT 扫描仪的分辨率高达 10 ~ 20μm，可获得全方位的眼前节组织图像，并可对眼前节进行精确的生物学测量，能够为眼屈光、角膜病、白内障、闭角型青光眼等系列疾病的诊治提供理想的参考资料。与 UBM 作用相似，但看的范围更广，且不能检查睫状体的状态，其优点是完全不需接触眼球，方便快捷，可以更好地观察和测量眼前节等结构（如虹膜根部、前部睫状体、房角隐窝、巩膜突和 Schlemm 管），获取更多的疾病信息。

25. 视觉电生理检查对青光眼诊断有帮助吗

视觉电生理检查是一种客观、敏感的视功能检查，不受患者配合程度、智商、受教育程度等主观心理因素的影响。在青光眼的诊断中可应用图形诱

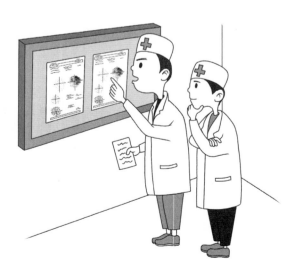

要客观评价各种仪器的检查结果

发电位（P-VEP）、图形视网膜电图（P-ERG）和多焦视觉诱发电位（mf-VEP）。近年来，新推出的视觉诱发电位分离格栅模式（Ic-VEP），借助观察视网膜神经节细胞 M 通路有无损伤来评估是否患有青光眼，因为青光眼患者中轴突较大的视网膜神经节细胞较易早期受累、丢失，与正常同龄人对比，青光眼患者 M 细胞神经元降低显著。因此，检测 M 通路生理功能更利于早期发现青光眼损害。青光眼患者电生理改变主要表现为波形振幅降低和（或）潜伏期延长，但在其他眼病时也可出现此种状态，对诊断青光眼并不具有特异性，不是诊断青光眼的常规检查。

26. 光学相干断层扫描仪检查（OCT 检查）有什么意义

　　青光眼的病理损害基础是视网膜神经节细胞和轴突损害，从而导致视盘盘沿减少、视盘凹陷加深及视盘周围神经纤维层厚度的改变。OCT 是一种新兴的非接触式、非侵入性、高敏感性的眼科影像诊断技术，属于客观检查，它可对眼组织进行断层成像，定量检测和分析视盘形态和视盘周围视网膜神经纤维层厚度的改变。已有研究表明青光眼视野损害前 6 年即有视网膜神经纤维层的丢失，通过 OCT 检测视网膜神经纤维层和视盘参数的改变能更早地发现青光眼。通过建立不同年龄组、不同种族人群视网膜神经纤维层和视盘参数大型数据库，临床医生可以快速、定量、客观检测视网膜神经纤维层厚度，并可将数据保存以便随访对照，监测病情变化。OCT 检查不受屈光不正、眼轴长度、早中期核性白内障等因素的影响，检查结果较为客观可靠；还能进行随访比较分析。部分 OCT 设备还能测量神经节细胞复合体（包含神经纤维层、神经节细胞层及内丛状层）厚度，有助于提高早期青光眼性视神经损害的诊断效能。

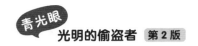

27. OCT 血流成像及扫频 OCT 是怎么回事

OCT 检查技术在不断发展，作为在 OCT 基础上发展而来的一种新型血管成像技术，OCT 血流成像（或称光学相干断层扫描眼底血管成像，OCTA）是在同一位置上进行多次重复横断面扫描增强对比，将动态（血细胞或血流）和静态组织区分从而生成眼底血流图像，具有无创快速的眼部血流分析功能。通过对视盘及视网膜局部微循环的血管成像，OCT 血流成像能直观地反映出青光眼患者视盘内、视盘周围及节细胞和视网膜血流受损程度，并可以在检测视网膜神经纤维层厚度、视盘杯盘比等参数的同时，探索它们之间是否存在联系。OCT 血流成像有望揭示视神经血液供应与青光眼发生发展的相关性、评估血流因素在正常眼压性青光眼发病机制中的地位，通过血流情况评估青光眼进展速度等。此外，对于早期青光眼合并高度近视的疑难患者的诊断亦有一定价值。相信随着 OCT 血流成像扫描技术和软件分析的进一步优化，未来它将为广大眼科医生提供更多青光眼发病机制、早期诊断及治疗等方面的新信息。

基于傅立叶域探测的扫频源光学相干断层扫描仪（swept source OCT，SS—OCT）也是一种新型的非接触无创的光学诊断技术，可用于活体眼组织显微镜结构断层成像并获得精准三维图像，达到光学在体活检的效果。扫频 OCT 具备扫描速度和采集信号的信噪比提高，探测深度加深等优点，可获得视网膜三维数据集及视盘筛板深部结构等。此外，运用不同 SS—OCT 系统，如 SS—OCTA 及 En face OCT 成像系统，对三维 OCT 扫描数据集进行相关处理分析，可以得到任意径线的眼底断面成像，以及视网膜任意层次的层面透视图，如视网膜神经节细胞层、脉络膜毛细血管层及视盘筛板区成像图，可用于青光眼的早期诊断与随访。

28. 为什么我看了很多次医生，做了很多检查仍不能确诊为青光眼

青光眼是一类十分复杂的眼病，涉及眼球从前节部到后节部各个组织的细微结构，虽然很多医师有丰富的经验，现在又有那么多新型的检查仪器，但仍有相当一部分青光眼患者在疾病的最初期不能被检查或诊断出来。因为大多数青光眼隐匿发病，尤其在青光眼的早期，视野损害的表现或是神经纤维层的缺损不够严重，尚无足以确定诊断青光眼的依据，医师是不能轻易做出诊断的。有时医师还需嘱咐患者定期复诊，经过一段时间后方可做出结论，但在此期间千万不要掉以轻心，尤其是对有青光眼家族史、高度近视眼、眼球特别小或血脂、血压、血糖升高的老年人等，一定要定期随访。

29. 青光眼各项检查结果报告单需要保留吗

青光眼属于终身性疾病，青光眼性视神经病变只能控制，不能治愈，患者只有通过定期随访复查，医生才能及早发现视神经及视野损害进展情况，及时调整治疗措施，使眼压控制在目标范围内，使患者在有生之年保存有用视力。医生通过常规的眼压测量、裂隙灯显微镜检查、眼底检查，以及不定期的眼底照相、OCT 检查与视野检查，还有一些辅助检查，如房角镜、中央角膜厚度、超声生物显微镜等检查，可帮助医生客观记录患者的视野、视神经的变化，以此来判断是否有青光眼或经过治疗后病情是否得到有效控

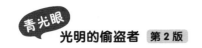
制。视野、眼底照相、OCT 检查一般需要每半年检查 1 次。目前我国的电子病历系统还未完全普及与联网，有些医生病历记录亦不完整，加上患者随意变更就诊医院及接诊医生，如果把病历本及各项检查结果报告单保存好，并整理好，医生通过浏览就能对患者的病情以及治疗方案有个大致了解，也可避免盲目及重复检查，这对医生及患者双方都有益。

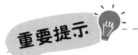

重要提示

无论是初诊或复诊的青光眼患者必须做的 3 项基本检查。

（1）眼压：以戈德曼压平眼压计测量为"金标准"。非接触眼压计测量时将气体喷在眼球表面，虽不需要点麻药，但准确性差些。另外，给儿童测量眼压时多采用手持式的压平眼压计如 Perkins 眼压计或 Icare 回弹式眼压计。

（2）视乳头：用眼底镜或裂隙灯加前置镜检查视乳神经与视网膜神经纤维层是否有青光眼改变。有条件最好作眼底照相，特别显示视盘的影像。

（3）视野：可检测出视神经受损伤是否有青光眼特征性改变。应采用自动视野计进行定量性检查。

必须同时做以上 3 种检查，才能增加早期发现青光眼的可能性，绝不能单凭其中某 1~2 项检查而做出判断。但要确切诊断青光眼的类型，必须做房角镜或超声生物显微镜检查。同时应提醒青光眼患者，应妥善保管有关青光眼各项检查结果资料，以利于医师和患者了解治疗的结果与是否需要改变或调整治疗。

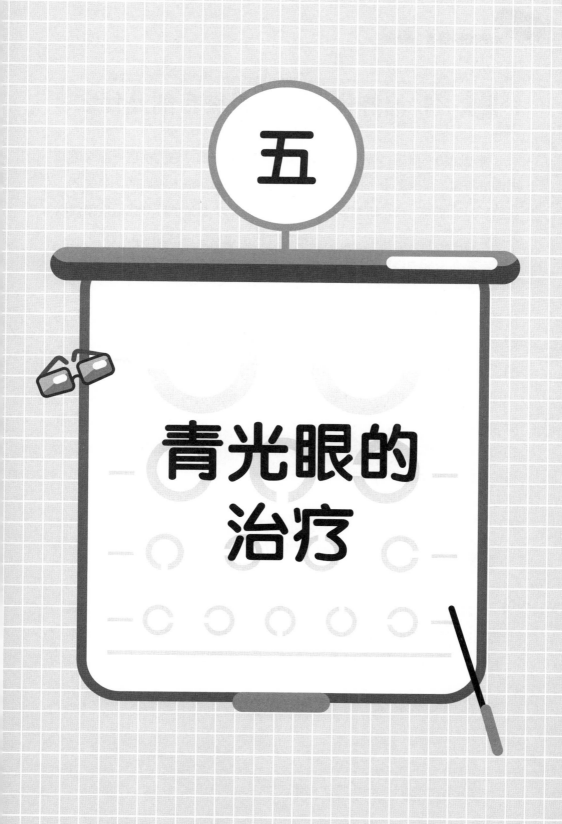

五

青光眼的
治疗

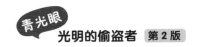

1. 治疗青光眼的最终目的是什么

青光眼和高血压、糖尿病一样，均为终身性疾病，它的病程一般是逐渐向前进行着，从早期十分缓慢地发展，经过中期最后进入晚期而完全失明。经过及时诊断与治疗不可能恢复原有视功能状态，最好的疗效也只能使病程不继续向前发展。换句话说，最好的治疗效果也只能保存现有的视功能，正如治疗高血压症与糖尿病一样，整个治疗过程只能控制病程，而不能治愈。目前治疗青光眼主要是通过药物、激光或手术3种主要的手段将眼压降低，使其达到每位患者视神经能耐受的眼压范围，从而使青光眼引起的视神经病变停止发展。如前所述，因眼压升高造成的视神经的损伤和丢失是不能恢复的，青光眼治疗的最终目的是阻止或推迟视神经纤维的继续损伤和丢失，防止视野的进一步缺损，以保存现有的视功能。随着对青光眼的研究和认识的进一步加深，国内外的青光眼专家们现正在大力研究与寻找保护视神经的药物和措施。未来青光眼的治疗方向是综合性的，采取在降低眼压的同时联合保护和促进视神经再生的方针。

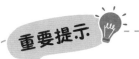

重要提示

降低眼压只是治疗青光眼的手段而不是目的。治疗青光眼的目的是保持现有的视功能及视神经状态，使青光眼病变的损伤停止进展，而不是恢复已经丧失的视功能，更不可能将青光眼治愈。

2. 开角型青光眼与闭角型青光眼的治疗有无不同

前面已经提到，根据眼压升高时房角镜检查所显示的前房角开放或关闭状态，作为青光眼诊断的分型，即开角型青光眼或闭角型青光眼两大类，显然两种类型青光眼的发病机制不同，因此治疗原则必然不同。

闭角型青光眼主要是由于瞳孔区的阻滞引起虹膜膨隆和房角入口关闭造成的房水引流障碍，治疗的原则是解除房角入口的引流障碍，一旦明确了诊断应尽早治疗，解除引流障碍使房水恢复正常引流。早期青光眼阶段，小梁网功能未遭到破坏，可施行激光虹膜打孔，即采用激光在虹膜上造一个小孔，开通一个新的通道，房水可通过该孔由后房直接进入前房，解除了瞳孔阻滞，房水仍可从原引流通道流出。在没有激光治疗设备的基层医院，医生会用手术刀做虹膜切除术，在虹膜周边部造一个小孔（周边虹膜切除术），亦可达到同样的目的。中期或晚期的闭角型青光眼，因房角入口已与虹膜周边部形成粘连，小梁网引流房水的功能已遭到破坏，采用激光虹膜打孔术或周边虹膜切除手术虽可以解除瞳孔阻滞，但不能解除房角入口处粘连性阻塞，而需行滤过性手术，即通过手术的方法在前房角处另行开辟一条房水外流的引流通道，以降低眼压。滤过性手术虽有许多类型，也有新的术式不断问世，但自 1968 年至今，仍为国内外青光眼专家公认且经验最多的是小梁切除术，它是通过在前房角处黑白眼珠交接处的眼球壁上造一小口，将房水引流到眼外的球结膜下，以降低眼压。

开角型青光眼起初阶段可用药物治疗或激光治疗，在眼压不能控制而视神经损伤加剧时，可考虑行手术治疗。近年来，也有学者主张早期开角型青光眼亦施行手术治疗，但尚未得到长期观察有效的结论。

3. 药物治疗青光眼的指征有哪些

绝大部分青光眼患者都需要用降眼压药物治疗，其中有 40% ~ 60% 的病例可用药物控制眼压。青光眼药物治疗的指征主要包括：①原发性开角型青光眼；②闭角型青光眼发作期和暂不宜手术者；③继发性青光眼的高眼压期；④局部有感染或全身情况差，不能接受或耐受手术者；⑤已行手术的开角型或闭角型青光眼，手术后眼压控制未达到预期设定的目标眼压者；⑥手术后眼压虽已控制，但视盘损伤和视野丧失继续恶化，即未达到目标眼压者；⑦正常眼压性青光眼患者。

4. 青光眼药物治疗的基本原则

目前市场上可供选择的抗青光眼药物种类繁多，药品名及商品名均容易混淆。新药层出不穷，各种药物的安全性、副作用、耐受性及有效性不同，药物的浓度、剂型、降眼压机制、降低眼压幅度也各有差异。医生在对青光眼患者进行全身及眼病病史采集并进行全面检查后，会考虑患者的生活方式及经济状态，选用最佳药物，制订相应治疗方案，但更需患者遵从医嘱，认识到配合治疗有好的顺应性，按时点滴眼液才是治疗成功的关键。值得一提的是，一般情况下用一种滴眼液很难控制眼压，往往需点用一种以上的滴眼液才可控制眼压。总之，药物治疗青光眼的基本原则是，医生努力尝试用最少种类的药物、最少的用药次数、最低的药物浓度，以达到最大的降压效果和最低的毒副作用。

5.青光眼的控制标准是什么

青光眼是终身眼病，一般情况下其视功能丧失是一个缓慢的积累过程，因此，治疗必然是一个长期过程。有些青光眼患者看不出长期药物治疗的作用与意义，自认为用药与否或少点一次滴眼液并没有多大关系，不能做到按时点药，或坚持点药一段时间后眼压控制较好，自以为已经治好就自行减少点药次数或停药。凡此种种往往可导致病程进展无法控制，视功能损害进一步发展。在此再次提醒患者，青光眼是一个无法逆转的致盲眼病，如同"视力的小偷"一样，因治疗不当或不能坚持治疗，视功能往往会渐渐下降。青光眼治疗的标准是将眼压控制在医生为你设定的"目标眼压"范围内，使视功能得到保存，视野及视神经损害不再继续恶化。因此，需要患者除了按医嘱坚持治疗外，一定要按时复查，这是治疗青光眼成功的关键。

知识链接

20世纪青光眼的诊断仅仅基于眼压测量与视野检查，青光眼治疗的目的只需将眼压降低到正常范围内（21mmHg以下），可供选择的治疗方式有限。21世纪对于青光眼的诊断主要转移到早期诊断，密切观测病情进展，设定"目标眼压"或称"靶眼压"，使眼压进一步降低，以阻止视神经病变进展为目的，经药物治疗后不能达到"目标眼压"时需早行手术。

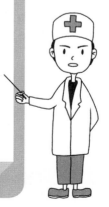

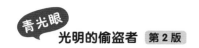
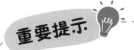

眼压是反映青光眼病情控制与否的直接标准，每次检查都要准确测量和记录眼压，同时要定期复查眼压波动变化，保证全天 24h 内的眼压均处于"目标眼压"水平。国内外青光眼专家已广泛认同，对眼压升高的青光眼，根据青光眼的病情设定"目标眼压"，早期眼压应降低原眼压水平的 20%，约 18mmHg 左右；中期降低原眼压水平的 30%～40%，约 15mmHg 左右；晚期应降低原眼压水平的 40%～50%，约12mmHg 左右；而正常眼压性青光眼则需将眼压降低原眼压的 40%～50%，达 10～12mmHg。此外，还需定期观察视野改变，医生才能了解眼压降低后视神经病变是否停止或仍在进展，应每半年至 1 年复查 1 次视野，每次就诊应复查眼底，了解并记录视盘和视网膜神经纤维层缺损的变化。

6. 高眼压症需要治疗吗

调查研究发现，40 岁以上的正常人群中有 4%～7% 的人眼压高于21mmHg（正常眼压为 10～21mmHg），但视野及视盘检查未发现有青光眼性损害，临床上称为高眼压症。严格说来，高眼压症与青光眼不同，其与正常人的区别仅仅是眼压略高于正常值。这部分人中的某些人（占 5%～10%）发展为青光眼的危险性较大，这也是为什么多数高眼压症的人应仔细追踪观察，以求尽早地更有效地治疗青光眼。诊断高眼压症时，应注意眼压测量误差，其中中央角膜厚度是导致误差的主要原因，中央角膜厚度越厚、测得眼压越高，而其真实眼压值不如测量值高。因中央角膜厚度的差异，可使某些中央角膜厚度较厚的正常人被误诊为高眼压症。因此有必要根据每个人的中央角膜厚度值对眼压测量值进行校正，以获得较为真实的眼压值。此外，在诊断高眼压症时，需明确无视野及视神经损伤。

近年来，国外对高眼压症患者进行了一系列研究的结果显示，药物治疗高眼压症 5 年后，眼压降低 20% 以上者发展成为青光眼的概率约为 4.4%；而未用降眼压药物治疗的高眼压症患者，6 年后有 9.4% 的人确诊为青光眼。因此说明未予治疗的高眼压症者 5 ~ 6 年后大约有 10% 可确诊为青光眼。对于高眼压症患者不仅要定期复查，若同时具有其他青光眼的高危险因素时，接受适当的降眼压治疗是有好处的。

7. 高眼压症的危险因素有哪些

（1）年龄

随着年龄的增长患高眼压症的概率亦有所增加。因此，40 岁以上的人群应定期进行检查。

（2）基础眼压

眼压应保持在 21 ~ 32mmHg 间。

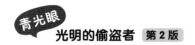
（3）青光眼家族史

直系亲属中有青光眼患者，会增加患高眼压症的危险性。

（4）糖尿病

有糖尿病的患者增加了发展成为青光眼的危险性。

重要提示

由于高眼压症是青光眼的主要危险因素，如果已经确诊为高眼压症，需定期做常规的青光眼检查，以明确有无青光眼的表现，任何人如有一个或多个上述危险因素，应每1～2年做1次眼科检查，包括眼压、眼底及视野检查，以期尽早发现青光眼改变。

8. 可用哪些药物治疗青光眼

目前，治疗青光眼的药物可分为以下6大类。

（1）前列腺素类药物

主要有 0.005% 拉坦前列素、0.004% 曲伏前列素、0.03% 贝美前列素、0.0015% 他氟前列素等，其主要降眼压机制是增加房水从葡萄膜 - 巩膜通道引流而排出眼外，这类药物的问世是 20 世纪末青光眼研究领域的重大成果，不但它的降低眼压幅度大，可使眼压降低 20% ~ 35%，而且几乎无全身副作用，只需每天傍晚或睡觉前滴眼 1 次，非常方便，这一类药物价格也在不断下降。我国青光眼学组已与欧美青光眼学会一样将其作为治疗原发性开角型青光眼的首选用药。

（2）β 受体阻滞剂

有 0.25% ~ 0.5% 噻吗洛尔、0.25% 倍他洛尔、0.5% 左旋布诺洛尔、1% ~ 2% 卡替洛尔等，其通过抑制睫状突上皮环腺苷酸的生成而减少房水生成而降低眼压。

（3）肾上腺素能受体激动剂

常用的选择性肾上腺素能激动剂有盐酸可乐定与酒石酸溴莫尼定，其机制可同时减少房水生成及增加葡萄膜 - 巩膜通道房水外流以降低眼压，其全身副作用较 β- 受体阻滞剂小。

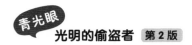

（4）碳酸酐酶抑制剂

有乙酰唑胺与醋甲唑胺片剂，其作用机理是直接抑制睫状上皮细胞的碳酸酐酶，从而减少房水的生成。可口服 1/4 片、1/2 片或 1 片，醋甲唑胺每天口服 1～2 次。近年来，局部用的碳酸酐酶抑制剂，如 1% 布林佐胺、杜噻酰胺，前者已于 1998 年在我国上市并应用于临床。这两种药物因具有一定的降眼压作用，全身副作用小，常作为辅助药物用于治疗青光眼。

（5）缩瞳剂

如 1%～2% 毛果芸香碱，可引起睫状肌收缩，牵拉巩膜突以拉开小梁网，增加房水外流，降低眼压。目前仅用于闭角型青光眼的短期治疗。

（6）高渗剂

常用 20% 甘露醇注射剂和 50% 甘油盐水及 20% 异山梨醇液口服。前者用于静脉快速滴注，只能在医院内使用；后者供口服，但两种均不能长期应用。通过在短期内提高血浆渗透压，使眼组织，特别是玻璃体中的水分进入血液，从而减少眼内物容量，迅速降低眼压。

9. 什么情况下需要通过静脉输液降低眼压

经静脉点滴高渗剂可出现强降眼压作用，能收到起效快，降眼压幅度大的效果。目前临床上最常用于静脉点滴的为 20% 甘露醇，通常为 5～10ml/kg 体重，量较大，滴注速度快，在 10ml/min（60 滴 /min），一般 30～60min 内滴完。通过在短暂时间里能提高血浆渗透压，使眼组织，特别玻璃体中的水分进入血液，从而减少眼内物容量，迅速降低眼压。注射后 10～20min 眼压开始下降，1～2h 后眼压降至最低，仅能维持 4～6h。因此，20% 甘露醇静脉滴注只在急性闭角型青光眼急性发作、某些急性眼压增高的继发性青光眼时应用。有时也用于青光眼手术前，使眼压降低到安全水平。应引起警惕的是如若大剂量快速输入 20% 甘露醇，可诱发急性心力衰竭、肾衰、肺水肿。因此，有严重心、肾、肺功能不良及严重脱水和电解质紊乱者应禁用此类药物。对一般慢性眼压升高的情况亦不宜多次采用甘露醇静脉点滴。

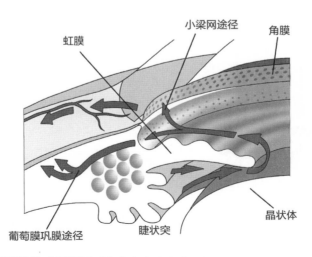

青光眼药物治疗是通过减少房水生成或（和）增加房水排出而起作用

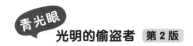

10. 目前眼部常用的降眼压药物有哪些副作用

（1）β 受体阻滞剂

如噻吗心胺、左旋布诺洛尔、倍他洛尔及卡替洛尔等。在长期广泛的使用中，医生发现此类药物在安全性方面存在着或潜在着严重的、甚至致命性的副作用，尤其对心肺功能存在显著的影响。特别是随着人口老龄化，老年人心、肺疾病发病率的增高，有相当一部分人应禁忌使用 β 受体阻滞剂。据统计，初治的青光眼中，高达 12% 的人不能选用 β 受体阻滞剂；持续治疗的患者中，约有 10% 的人产生副作用而不得不终止用药。这类药物的副作用主要表现在心血管系统和呼吸系统，点眼后出现心跳减慢、脉搏减慢、血压下降，支气管痉挛、哮喘发作，疲乏、嗜睡等。这也是国内外不再将其作为首选药物的主要原因。因此，患有哮喘、心率慢或心脏传导阻滞达 I 级以上的患者不能使用该类药物。另外，选择性 β 受体阻滞剂（0.25% 贝特舒）可以用于有轻度肺部疾患的患者，但其降眼压效果较非选择性 β 受体阻滞剂稍弱。

（2）毛果芸香碱

该药物自问世已 100 余年，至今仍在使用，是最经典、最有效的缩瞳剂，主要用于治疗原发性闭角型青光眼。此类药物很少引起全身反应，但在点眼后可引起眼睛数分钟的轻微刺激症状及眼周轻微疼痛；年轻人点眼后可发生调节痉挛，出现短暂的近视，引起视物模糊。此外，还可引起瞳孔痉挛、虹膜后粘连及加重白内障，且易与青光眼病情相混淆，从而影响青光眼疗效的观察，目前临床应用越来越少。对于有玻璃体视网膜病变、视网膜裂孔、视网膜脱离、高度近视和无晶状体患者，更不宜选用。

（3）碳酸酐酶抑制剂

碳酸酐酶抑制剂属于磺胺类药物的衍生物，其口服或静脉注射制剂常用于青光眼急性发作时（如急性闭角型青光眼急性发作）。对磺胺过敏者应禁用。碳酸酐酶抑制剂引起全身的不良反应较普遍，但程度不一，不宜长期应用。据报道因服用后产生严重不良反应而停止用药者占30%～50%。多数反应与剂量和用药时间长短有关。常见的一般副作用包括口周及四肢麻木和蚁走感、食欲不振、胃肠功能紊乱、困倦、烦渴、无力、尿频和过敏性皮炎等。长时期应用还可引起低钾血症和尿路结石，因而不宜长期使用。局部用的滴眼液 1% 布林佐胺，其全身不良反应明显减少，主要是味觉异常和口苦感；眼部不良反应包括视物模糊、眼部烧灼感、异物感和充血，分泌物增多等，这些不良反应通常较轻，可自行缓解。

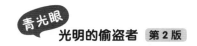
（4）肾上腺素能受体激动剂

目前常用药物为溴莫尼定，此类药物最常见的副作用为口鼻黏膜干燥、疲劳、乏力、嗜睡等，7岁以下儿童更易出现嗜睡等副作用，不宜应用。局部不良反应包括结膜苍白、烧灼感、视物模糊、眼干、结膜滤泡形成或过敏反应。

（5）前列腺素类药物

对血压、心率和呼吸系统无影响，局部副作用也少见，后面还会详细介绍。

11. 又甜又涩的甘油盐水有什么作用

甘油盐水是目前抗青光眼药物治疗首选的口服高渗剂。甘油是一种无臭、味甜的液体，参与体内糖代谢，大部分在肝脏内转化成葡萄糖及其他碳水化合物，另一小部分构成各种脂类。甘油进入体内后主要分布于细胞外液，穿透力差，因此具有良好的降眼压作用。口服甘油后能较快地被机体吸收，常用生理盐水或果汁配制成50%甘油盐水，所以又甜又涩。一般每次口服50%的甘油盐水1~2ml/kg，但服用时要一气呵成，不可缓慢分几次喝，口服后15~30min开始起效，45min~2h内降低眼压值达最大，能维持5h。其降压幅度可达原眼压值的40%~45%。常用于急性闭角型急性发作期或继发性青光眼眼压急剧升高时，以及术前降压和治疗恶性青光眼，可每日口服 1～2 次。服药后可有暂时性口渴、恶心、头痛或腹泻等症状，但不宜大量饮水。糖尿病、严重肝病、脱水的患者禁用，心衰及年迈者慎用。

12. 前列腺素类滴眼液为什么能降低眼压

前列腺素类药物为 20 世纪末叶青光眼药物治疗学中具有重大进展的一类新型降低眼压药物，通过激活睫状肌和葡萄膜 - 巩膜通道的细胞外基质金属蛋白酶，造成睫状肌纤维间的细胞外基质松解，肌间隙增宽，减小房水外流阻力，增加房水的另一眼内排出途径（即从葡萄膜 - 巩膜引流途径）而降低眼压。此类药物降眼压作用的幅度明显大于其他任何降眼压药物，可降低眼压 30%～35%，只需每日夜间点用 1 次，易为患者接受。此类药物作用于葡萄膜 - 巩膜房水流出通道，房水流出不受表层巩膜静脉压高低的影响，而具有较好的夜间降压效果。前列腺素类药物作用受体不像 β 受体阻滞剂降眼压效果受昼夜节律影响而出现波动，此类药物降眼压效果平稳，局部滴药后 3～4h 开始起效，8～12h 达高峰，降眼压效果持续约 20～36h，且存在后遗效应，因此每天只需用药 1 次即可良好维持眼压水平。

13. 我国目前可以使用的前列腺素类药物有哪些

前列腺素类药物（或称降眼压酯类药物）是一类新型的降眼压药物，降

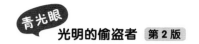

眼压效果明显优于其他几类药物。目前我国临床上广为应用的有 0.005% 拉坦前列素、0.004% 曲伏前列素、0.03% 贝美前列素、0.0015% 他氟前列素。目前也有多种含有前列腺素类药物的固定复合制剂，见后述。

0.005% 拉坦前列素自 1996 年在美国开始应用于临床，是第 1 个被美国食品药品监督管理局（FDA）批准应用于临床的局部前列腺素类抗青光眼药物。

0.004% 曲伏前列素是新近合成的前列腺素 F2α 的衍生物，于 2001 年 3 月被 FDA 批准临床使用。0.004% 苏为坦的降眼压机制、效果和副作用与适利达类似，其对黑人的降眼压效果尤佳。由于非洲后裔的青光眼发病率高、发病年龄早、进展快、致盲率高，故 0.004% 苏为坦对这一患病群体有重要的临床应用价值。

0.03% 贝美前列素是一种合成的前列腺酰胺（protamide）的衍生物，于 2001 年 3 月被 FDA 批准临床应用。0.03% 卢美根通过增加小梁网通道和葡萄膜 - 巩膜通道的房水流出，并降低表层巩膜静脉压而起效。此外，0.03% 卢美根能轻度增加房水生成量，因此不会影响眼前段的营养供应。0.03% 卢美根被认为是目前降眼压作用最强的局部抗青光眼药物，对正常人、青光眼和高眼压症患者均有效。只需每天滴用 1 次 0.03% 卢美根可以降低基础眼压 35%，平均降眼压幅度比噻吗心胺超出 2～3mmHg，点眼后白天降眼压效果亦优于适利达。

0.0015% 他氟前列素是最新一代的前列腺素类药物，是一种含有异丙基酯的新型 PGF2 衍生物，不但和其他前列腺素类药物一样，可被角膜酯酶迅速水解为他氟前列素的游离酸，即该药物的活性形式；而且作为一种选择性前列腺素（PG）受体激动剂，他氟前列素与虹膜睫状体的 FP 受体的亲和力约比拉坦前列素的羧酸产物强 12 倍。该药于 2015 年 5 月在中国获准上市。他氟前列素有良好的降眼压作用，还能增加视神经乳头的血流，可能具有视神经保护作用。

有研究显示，0.005% 拉坦前列素对血 - 房水屏障无明显影响，但也有报道它可引起 2% 的患者出现前部葡萄膜炎，而且对葡萄膜炎患者无降眼压作用，故应慎用于葡萄膜炎或近期内行眼部手术患者。此外，还有报道拉坦前列素滴眼液（适利达）可增加黄斑囊样水肿的发生率和病毒性角膜炎的复发率，故对此类患者需慎用。

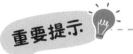

前列腺素类药物全身副作用少，每天只需滴 1 次药，美国、欧洲、日本等早已将其作为原发性开角型青光眼的一线用药，我国《原发性青光眼诊断治疗专家共识》（2014 版）也将其作为一线用药，目前药物价格逐步降低，大部分进入医保报销目录，相信能为广大青光眼患者带来福音。

14. 滴用前列腺素类滴眼液后，睫毛长长和虹膜色素增加有问题吗

前列腺素类药物点眼后全身无副作用，但有人出现眼部副作用，主要为色素改变，表现为部分患者的虹膜和眼眶周围皮肤色素增加，睫毛变黑、变长、变粗和增多。接受拉坦前列素滴眼液（适利达）治疗 6 个月后约 7% 的患者可能出现虹膜色素增加，1 年后患者可增加至 16%。已有研究表明，虹膜色素增加为色素细胞中的黑色素含量增加，并非色素细胞数目的增生，因

此不存在色素细胞恶性增殖的可能性。中国人虹膜本身为棕褐色，色素较多，虹膜色素增加往往不易被发现故发生率很低。

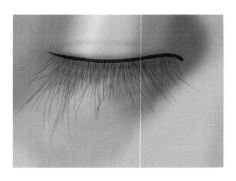

滴前列腺素类滴眼液后，睫毛会长长

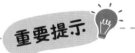

长时间使用前列腺素类药物，会引起睫毛长长，但不会对眼睛造成危害。相反，基于这一点，已有制药公司将相同浓度的贝美前列素制成睫毛增长液，爱美女士将其轻轻涂抹到上睫毛的根部，促进睫毛生长变长。如果你觉得睫毛太长不适应，也可以用小剪刀剪除少许。

15. 滴用前列腺素类滴眼液后，眼周皮肤变黑是怎么回事

滴用前列腺素滴眼液一段时间后会出现眼周的皮肤发暗，颜色加深，甚至变黑，这是滴用前列腺素滴眼液后一种眼部不良反应，不必过多担心。前

列腺素可以使眼睑皮肤色素增多，眼睫毛及附近毛发增多、睫毛变长，表现为"黑眼圈"，有些人戏称为"熊猫眼"。这种不良反应一般没有什么严重的后果，也不影响眼压的控制。但是有些人觉得参加社交活动时不好意思。遇到这种情况，可以佩戴墨镜。一般在滴药后闭目，用棉签将残留在眼睑皮肤面多余的药液拭除，或停用前列腺素滴眼液一段时间后，这种黑眼圈可以逐渐减轻或恢复正常。

16. 滴用前列腺素类滴眼液后，上眼皮凹陷是怎么回事

前列腺素类滴眼液具有降眼压效果好、副作用少、用药次数少等特点，是目前治疗青光眼的一线药物。但是随着临床应用的不断增多，这类药物的局部副作用逐渐被发现，如上眼皮凹陷，这是因前列腺素类药物引起的眶周组织病变（prostaglandin-associated periorbitopathy，PAP）。PAP 是一类综合征，包括上睑皮肤松弛下垂、上眼睑沟加深、眶脂肪萎缩、眼眶凹陷、下巩膜显露等病变。现代社会对美的追求越来越高，这种眶周病变，尤其是上眼皮凹陷可影响美观，令部分患者，特别是年轻女性难以接受甚至不愿用药，已逐渐引起医生们的重视。其发生机制主要与药物引起眶脂肪萎缩有关。经过多年大样本临床研究显示，使用贝美前列素的患者更易发生眶周病变，其次是曲伏前列素，最后是拉坦前列素和他氟前列素。幸运的是，大部分患者的眶周病变情况是可以逆转的，可以通过换药、停药或手术的方式来缓解眶周病变的严重程度或基本回复正常。

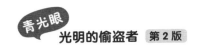

17. 降眼压药物会引起过敏吗

　　药物性过敏也叫药物变态反应，是因用药后（包括口服、注射及局部外用药，如滴眼液）引起的过敏反应，以药疹或药物性皮炎最为突出，常表现为皮肤潮红、发痒、心悸、皮疹、呼吸困难。发生的机制复杂，如药物本身的原因：有些化学性药物的代谢产物会与体内大分子载体形成结合，药物的质量亦可直接影响过敏反应的发生概率；遗传因素或过敏体质：比如代谢紊乱和酶缺乏；体内各种激素的内分泌不平衡，会导致机体反应性的变化；环境情感因素：患者在身体不佳、虚弱、饥饿、焦虑、紧张等不良情绪下，产生的应激状态，容易导致过敏反应。

　　降眼压药物滴用后所致的睑缘炎及眼睑湿疹与过敏反应相关，应用药物数天后即可发生，停用药物后迅速好转，但是也可能引发有轻度炎症反应的假性睑缘炎等迟发型过敏反应。噻吗洛尔可导致睑结膜炎或干眼症、一过性眼烧灼感或刺激感及过敏反应等。溴莫尼定滴眼液点眼后过敏反应发生率较高，可引发流泪、眼睑水肿及眼部充血等不适，甚至结膜滤泡形成；地匹福林可引起滤泡性结膜炎、眼部过敏反应等。碳酸酐酶抑制剂，如口服醋甲唑胺或局部用布林佐胺滴眼液：类似于磺胺类代谢作用，因此对磺胺过敏者需慎用。

18. 为什么青光眼需要滴用多种降眼压药物

　　降低眼压是治疗青光眼的主要目的和方法。近年来激光和手术等治疗方法发展迅速，但是局部用降眼压药物仍是治疗青光眼的首选方案。青光眼早期治疗，首先选用一种药物，通常是前列腺素类药物或 β- 受体阻滞剂。不同的药物，降眼压幅度不一样，前列腺素类药物最高，眼压下降可达 7 ~ 9mmHg，或使基线眼压降低 25% ~ 33%。然而，随着病情进展，特别对晚期患者来说，仅用一种药物不能够将眼压控制到目标眼压水平，部分患者在早期就需要用 2 种以上的药物。例如，高眼压症研究（OHTS）表明，40%的高眼压症患者 5 年后需要 2 种或更多药物才能达到目标眼压。青光眼初始治疗协作研究（CIGTS）亦表明，75% 早期青光眼患者 2 年后需用 2 种或更多药物。因此，许多青光眼患者需要滴用多种降眼压药物，才能控制视神经损伤不进一步发展。

19. 复方固定联合制剂是怎么回事

　　药物降低眼压是青光眼治疗的主要手段，为了达到目标眼压以使视神经病变停止进展，许多患者要联合应用多种药物治疗，才能将眼压控制到目标眼压水平。复方固定联合制剂的宗旨是通过将 2 种甚至 3 种药物放在一个滴眼瓶里，以增强降眼压作用，减少副作用，使患者使用方便，提高其依从性和耐受程度。近年来，复合制剂的疗效被许多临床研究所证实，并被广大学者认同，患者乐意接受，其应用也越来越广泛。

　　复方固定联合制剂的出现是当今青光眼治疗的新进展。目前常用的固定联合制剂有：0.5% 噻吗洛尔和 2% 毛果芸香碱（现已少用）、0.5% 噻吗洛尔和 2% 杜噻酰胺（国内未上市）、0.5% 噻吗洛尔和 0.005% 拉坦前列素、0.5% 噻吗洛尔和 0.004% 曲伏前列素、0.5% 噻吗洛尔和 0.03% 贝美前列素、0.5% 噻吗洛尔和 1% 布林佐胺、0.5% 噻吗洛尔和 0.2% 酒石酸溴莫尼定。其中 0.5% 噻吗洛尔和 0.0015% 他氟前列素已在国内开展临床试验，即将在中国

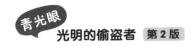
上市。

固定联合制剂的主要优点包括：①两种药物的协同作用，可以增强降眼压效果；②减少了单种药物的剂量和用药次数，而且减少了每天点药的总滴数及可能的副作用，患者易于接受，颇受患者的欢迎；③取消了2种药物滴眼之间的等待时间；④减少了眼药水中的防腐剂（如苯扎氯铵）对眼表的毒性作用，给患者带来的不适感；⑤减轻了患者的经济负担与心理压力；⑥提高患者的耐受程度和依从性。含前列腺素类药物的复合制剂已成为目前联合用药的趋势与主流。尽管如此，复合制剂也存在自身的缺点，并非适用于所有的患者。因此，临床医生会根据个体化用药原则，为患者制定出合理的用药方案。

20. 有哪些全身疾病需慎用或忌用抗青光眼药物

（1）心动过缓、支气管哮喘和呼吸道阻塞性疾病患者最好不用β-受体阻滞剂，如噻吗洛尔、左旋布诺洛尔、倍他洛尔、卡替洛尔等。这些眼药水可使心率减慢，还可引起支气管平滑肌收缩，导致哮喘；如果一定需要用时，应严密观察上述副作用的出现。

（2）输尿管结石患者应慎用乙酰唑胺或醋甲唑胺；对磺胺类药物过敏者忌用，又因该药有排钾作用，故在服用时注意补钾。

（3）高渗剂如20%甘露醇在心血管系统和肾功能不良时慎用，糖尿病患者禁服50%甘油盐水。

21. 青光眼患者为什么要按医嘱安排好点眼药时间

许多青光眼患者需用 1～2 种降眼压药物，有的甚至用 3～4 种眼药水，每天每种眼药滴用 1 次或者 2～3 次。医生会根据你的视神经损伤程度及眼压升高情况制定治疗后的"目标眼压"，再决定用药种类及点眼的频度，并具体安排每天点眼药的具体时间，因按时点眼药对每位患者的日常生活、工作的节奏和作息起居是有相当影响的，所以如何安排好用药时间非常重要。青光眼患者年龄在 60 岁以上，对他们来说要记住每日用药种类和频度有一定难度。另一方面，这些患者多有全身其他系统方面的疾病如高血脂、冠心病、高血压和糖尿病，还需要服用治疗这些疾病的药物。多系统的疾患和多种用药，加上不同的用药时间，对中老年患者的确是一个严峻的挑战。

一般情况下，前列腺类药物每天晚上或睡觉前滴用 1 次；β 受体阻滞剂，如 0.5% 噻吗洛尔、0.25% 贝特舒、0.5% 贝他根、1%～2% 卡替洛尔（美开朗）等，一般每天只能点眼 2 次，可安排在早晨 7 点和晚上 7 点滴用，也可遵医嘱每天点用 1 次，但睡觉前滴用此类药物对降眼压作用较少。1% 布林佐胺和 0.2% 阿法根或 0.15% 阿发舒，可每日点眼 2 次或 3 次，多安排在上午 9 点、下午 3 点和晚上 9 点。1% 毛果芸香碱每天滴 2～4 次，或仅在睡觉前滴用，为减少其副作用，可在 1 周内滴 5 天后停用 2 天。如果是联合用药，更需要根据自己的工作和生活习惯，把滴药时间安排得详细些，尽量让两种药物之间的间隔时间久一些。比如，要用 0.5% 噻吗洛尔和 0.005% 适利达两种眼药水，一般在早晨 7 点和晚上 7 点滴用噻吗洛尔，晚上睡觉前（9 点左右）滴用；联合应用 0.5% 噻吗洛尔和 1% 布林佐胺，则在早晨 7 点和晚上 7 点滴用噻吗洛尔，上午 9 点、下午 3 点和晚上 9 点滴用 1% 布林佐胺；联合应用 0.5% 噻吗洛尔和 0.2% 酒石酸溴莫尼定，可在早晨 7 点和晚上

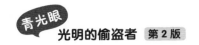

7点滴用噻吗洛尔，上午9点、下午3点和晚上9点滴用0.2%酒石酸溴莫尼定等。如果需要滴用3种以上药物，则两种药物之间的间隔时间可缩短为1~2h。根据医嘱结合患者的作息时间和生活规律合理安排好用药时间是非常重要的，其目的是达到全天的眼压均在"目标眼压"范围。

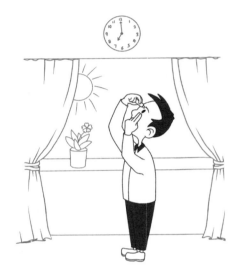

按时用药非常重要

 22. 如果不能按时滴用眼药，该怎么办

青光眼患者应遵照医嘱按时按量用药，这是青光眼治疗成败的关键。用药物治疗青光眼是一个长期甚至终身过程，因为青光眼的临床特征是慢性和无症状的，且视力丧失是一个缓慢和积累过程，所以，常常有些患者看不出长期药物治疗的作用与意义，仅仅在一个短期内能按要求点眼，往往自认为用药看不出好处，停药也无妨，点眼药与否意义不大。他们不能按时点药或自行减少点药次数或甚至自行停药。有研究发现有 1/3 ~ 2/3 患者至少每月少用一种眼药水。41% 患者只用 80 ~ 90% 的剂量，15% 患者只用 50% 的剂量。针对以上情况，医师与患者应相互帮助，可以在以下方面共同努力：①帮助患者充分认识青光眼是一个什么样的眼病；②选择患者容易接受的用药时间点眼药水；③指导患者如何正确点眼药水；④在眼压得到控制的前提下，点眼药次数尽量少且药物的种类、浓度也维持最小；⑤改善医师和患者间的关系，双方互相尊重，就像"一个战壕里的战友一样"共同努力，长期追踪观察。

重要提示

青光眼一旦确诊，不仅应尽早开始治疗，而且应每日坚持按时治疗，不得任意停止或中断。必须认识青光眼为终身性的眼病，只要坚持治疗与定期复查使眼压得到控制，失明是完全可以预防的。只要眼压得到控制，一般情况下不要随便更换药物，且每天需按时、按次数、按量用药，一次也不能少，切记不应自行随意减用或停用药物。切勿掉以轻心，一定要长期定期追踪检查。

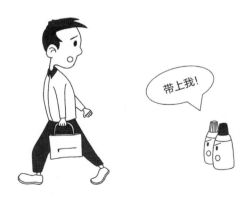

带上我！

外出旅行也要把眼药水带上

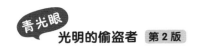

23. 长期滴用降眼压药物对眼睛有危害吗

　　青光眼的药物治疗是一个长期的过程，许多患者需要终身用药，于是有些患者会担心长期应用降眼压药物是否会对眼睛造成危害。这种担心是可以理解的，有些降眼压药物长期点用，确实会对眼睛造成不适。如长期应用毛果芸香碱可使瞳孔长期处于缩小状态，偶尔引起非典型角膜带状变性和前葡萄膜炎，永久性瞳孔缩小和虹膜后粘连，给以后进行白内障手术带来一定的困难。另外，各种滴眼液都含有防腐剂，长期使用后这些防腐剂对眼睛的刺激作用可引起滤泡性结膜炎和过敏性结膜炎；长期服用乙酰唑胺或醋甲唑胺片剂，可能破坏眼表组织引起干眼症。也有研究表明长期应用毛果芸香碱及噻吗洛尔滴眼液，可引起结膜下组织炎症细胞增多，可能以后施行抗青光眼手术会影响手术成功率。虽然每一种降眼压药物都有其副作用，但在点眼的同时点用人工泪液制剂，多可预防或避免，因为这些药物的副作用不能与青光眼引起的不可逆性视功能损害相提并论，医生和患者都需要权衡利弊，慎重选择。

24. 长期滴用降眼压药物会引起干眼症吗

　　长期用抗青光眼药物点眼，部分患者可能出现眼痒、刺痛、干涩感、异物感、烧灼感等不适症状，引发慢性结膜炎症、浅层点状角膜炎及干眼症等眼表疾病。这是由于大约有 20% 患者在开始局部点滴眼液治疗青光眼时就有干眼症的症状与体征，而且药物本身或其中含的防腐剂（苯扎氯铵，即大家常用的"创可贴"的主要成分）对角膜上皮细胞的损害，使结膜的炎症细胞增加，保护结膜的杯状细胞减少，泪液膜保护功能下降所致。干眼症作为最常见的眼表组织损害，尽管导致视觉功能损伤的概率很低，但可能会对患者日常生活造成一定程度的影响，还会降低其用药依从性，甚至会增加日后行抗青光眼手术失败的风险。目前，可以采用一些预防方法，如在点用抗青光眼药物的同时联合应用不含防腐剂的人工泪液，或选择含新型防腐剂的降眼压药物，或选择固定联合制剂，以减少点眼药水的次数，以及尽早选择手术治疗。可喜的是，已有公司推出不含防腐剂的单剂量包装制剂，以及新型缓释剂型，很快会在国内上市应用。

25. 为什么原发性闭角型青光眼患者不能随便使用扩瞳药

原发性闭角型青光眼是由于周边虹膜堵塞了小梁网，或与小梁网发生永久性粘连，使前房角关闭，房水外流受阻，引起眼压升高的一类青光眼。原发性闭角型青光眼大多存在眼球局部的解剖变异，包括眼球前后轴较短、角膜较小、前房浅、房角窄，晶状体较厚及其位置相对靠前。同时，随着年龄增长，特别是 45 岁以后，晶状体逐渐硬化、厚度增加，虹膜与晶状体前表面接触面加大，会增加房水越过瞳孔缘进入前房时的阻力，形成"生理性瞳孔阻滞"。如果此时使用扩瞳剂，瞳孔扩大虹膜在周边部堆积增多，会使瞳孔阻滞程度加重，形成"病理性瞳孔阻滞"，促使前房进一步变浅，房角进一步变窄，甚至全部关闭，导致眼压急剧升高，往往可引起青光眼急性发作。

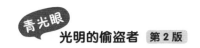
此外，在老年性白内障的膨胀期，由于在短期内有较多水分积聚于晶状体内，使其急剧肿胀，体积变大，势必将虹膜更向前推，前房变浅，此时如点用扩瞳剂，很可能会诱发急性闭角型青光眼发作。

当然，闭角型青光眼患者不是绝对不能使用扩瞳剂的，下列情况下也需要应用扩瞳剂：①青光眼手术后或内眼手术后，特别是青光眼滤过性手术的术后早期，为减轻术后虹膜睫状体炎症反应及促进前房恢复，避免出现浅前房或其他并发症，要酌情使用一段时间扩瞳药，一般约为1个月，但要注意不要误点入另一只未行手术眼，或不小心让药液流至未手术眼；②术后出现恶性青光眼，前房极浅，需要用强力扩瞳药，如阿托品滴眼液、眼膏或凝胶，甚至终身应用，不可停用；③考虑合并其他眼底疾病，如糖尿病性视网膜病变，需要进一步检查和治疗，如行荧光素眼底血管造影和激光治疗等。总之，必须在医生的严密监控下，青光眼患者方能点用扩瞳剂。

26. 如何合理使用治疗青光眼的药物

目前治疗青光眼的药物有很多种，如何发挥药物的最大效果和减少或避免并发症，是医生和患者最关心的问题，也是如何合理使用抗青光眼药物的问题。

（1）患者应将自己的生活方式及经济承受能力告诉医生，以便让医生选择最佳药物，并制定相应治疗方案，患者本人则要遵从医嘱。

（2）患者应当充分认识青光眼是一种什么样的眼病，并主动了解基本的青光眼的知识，了解如何使用滴眼液、所用药物的用法与副作用，点两种或两种以上眼药水的时间间隔等。

（3）有不懂的问题和不清楚的地方及时向医生提出来。

（4）按医嘱及时正确点药，并定期复查，以便让医生判断药物疗效。

（5）用药期间出现的问题，包括全身和眼部不适，以及用药有无困难都应及时告诉医生，以便让医生做出相应更改或调整。

（6）在治疗过程中，应在还有剩余的眼药水时及时复诊看医生，不要等药物完全用完后再就医，以免医生难以判断你点的滴眼液是否对降低眼压有用而延误了治疗。

（7）在多种滴眼液联合点用的情况下，不能由患者自己决定停用其中的任一种滴眼液，以免使医生难以判断患者用药的效果，延误患者的治疗。

（8）改善医师和患者之间的关系，双方互相尊重与努力，长期追踪观察。

27. 正常眼压性青光眼为什么还要进行降眼压治疗

正常眼压性青光眼的治疗是青光眼治疗领域中的一大难题，关键问题是发病机制尚未太明确，大多数患者只能等到病程晚期有典型的青光眼性视神经病变及视野改变才能确诊。虽然已知正常眼压性青光眼的发病可能与多种全身性疾病有关，但临床上往往难以确定，而且对所伴随的全身性疾病往往

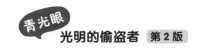
缺乏有效的治疗方法和手段，降眼压治疗的效果也不明确。尽管认为眼压并非正常眼压性青光眼的主要致病因素，但降眼压对保存部分患者的视功能仍然有效，所以将正常眼压性青光眼患者的眼压水平降低对保护视神经仍然是有好处的。可通过药物、激光小梁成形术和滤过性手术（小梁切除术）予以降低眼压。据近年来国外研究，对正常眼压性青光眼行手术小梁切除术后，经过5年追踪，平均眼压控制在10.6mmHg者，只有16%可控制视神经病变发展，而未行手术的对照组平均眼压为16mmHg，其中35%视神经病变未能控制，因而建议如能降低至原眼压的40%～50%比较安全。

由于正常眼压性青光眼患者的眼压水平处于正常范围，那么应将其眼压控制在何种水平才合适呢？一般而言，对早期或视野损害未侵及固视点的患者，眼压应控制在15mmHg以下，对晚期或固视点视野已受损害的患者，眼压则应控制在12mmHg以下，必要时降至10mmHg以下。也有学者认为应将正常眼压性青光眼的眼压在其初始眼压的基础上再降低20%～25%。由于应用药物或激光手术往往难以将眼压降至一个满意的、较低的水平，而滤过性手术（小梁切除术）可获得较大幅度的眼压下降，因此，对正常眼压青光眼如用药物治疗眼压不能充分降低者，可考虑及时选择滤过性手术或微创青光眼手术治疗。对正常眼压性青光眼所伴随的全身疾病，尤其是心血管疾病也需及时治疗。

28. 青光眼药物治疗失败的原因是什么

青光眼药物治疗失败的表现为眼压不能控制到足够低的水平，视野缺损和视神经损害继续加重。主要原因有：患者不遵照医嘱坚持用药，药物副作用，在门诊开放时间内测量的1次眼压（如单次测量）未能完全反映全天的眼压波动变化，或者医生设定的"目标眼压"仍高于患者视神经耐受的眼压水平。对于药物治疗失败的患者应积极寻找原因，采取措施，防止视功能进一步损害。

29. 什么是视神经保护

青光眼是一组以视神经病变和视野缺损为共同特征的疾病，其病理性损害的基础是视网膜神经节细胞进行性死亡。青光眼的治疗目的是保存原有的视功能，而不能恢复视功能。治疗方法主要是降低眼压，同时对视神经进行保护性治疗。广义而言，任何能阻止或延缓视网膜神经节细胞死亡的治疗都可定义为视神经保护性治疗；狭义的视神经保护指直接作用于视网膜和视神经阻止或延缓视网膜神经节细胞的死亡的药物。

30. 视神经保护治疗有必要吗

由于眼压不是导致青光眼发病的唯一危险因素，部分患者在眼压得到控制后，视神经病变和视野缺损仍然呈现进行性发展。理论上说，全面的青光眼治疗应包括视神经保护。目前的视神经保护性治疗的研究包括改善视神经血液供应和控制神经节细胞凋亡。许多学者正在多方面研究中，例如抑制激发细胞凋亡的因素，开发外源性或内源性神经营养因子，以及基因治疗和神经再生或视神经移植等方面，以期控制视网膜节细胞凋亡，达到保护视神经的目的。近年来的研究表明，视神经保护治疗可使病情进展减缓 25%，等同于使眼压下降 3～5mmHg 的效果。从临床研究中观察到，中草药如灯盏细辛的提取成分等可起到一定的视神经保护作用。滴眼液倍他洛尔和他氟前列素等，除降低眼压外，可增加视神经血流量；酒石酸溴莫尼定也有一定的视

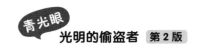

神经保护作用。但是，经多中心随机临床对照试验认为，仍不能完全证实目前上市的各类药物具有视神经保护作用，所以视神经保护的研究仍是 21 世纪青光眼研究的重要课题。

 # 31. 青光眼患者不做手术可以吗

　　青光眼的治疗方式包括药物治疗、激光治疗和手术治疗，治疗的目的是降低眼压以达到视功能（视野）不再受损。一般会首先想到药物治疗，当用两种或两种以上滴眼液的滴用眼仍无法将眼压控制在正常范围内或保持原有视功能状态，应换用其他方法治疗，如激光或手术治疗。青光眼患者是否需要手术治疗取决于青光眼类型，眼压升高程度，还有患者的身体状态等。如果是闭角型青光眼，应以手术治疗为主，当然包括激光治疗，若手术后眼压高还需加用药物辅助治疗。而开角型青光眼一般以药物治疗为主，药物治疗后眼压仍不能控制时，需考虑手术治疗。继发性青光眼一般以药物治疗为主，药物无法控制时亦需考虑手术；因炎症引起的继发性青光眼在炎症活动期禁行手术治疗。先天性青光眼或婴幼儿型青光眼，一旦确诊，均应尽早行手术。对于正常眼压性青光眼，可先试用药物治疗，当使用各种抗青光眼药物后仍不能有效地将眼压控制在目标范围内，或虽然眼压已控制在正常范围内，但视功能仍进一步损害，以及患者不能接受药物治疗时，应考虑行手术治疗。目前，大部分患者手术效果较为理想，并发症较少，特别是施行微创手术，手术时患者不会引起明显的疼痛，千万不要因为担心手术风险或手术效果，而不听医生的忠告拒绝手术治疗，只会适得其反。

32. 什么情况下青光眼患者一定要进行手术治疗

　　婴幼儿先天性青光眼一旦确诊，均应尽早行手术。对于成年人的原发性（或继发性）开角型青光眼和正常眼压性青光眼可先试用药物治疗，但是当应用各种抗青光眼药物后仍不能有效地控制眼压在安全范围内，或虽然眼压已控制在正常范围内，但视功能仍然在进一步损害，以及患者不能接受药物治疗时，就应行手术治疗。对于原发性（或继发性）闭角型青光眼，主张进行手术治疗，早期可行激光手术或常规手术治疗。不论是开角型还是闭角型青光眼，当病程已进入晚期时（眼底视盘凹陷大、盘沿缺损或丧失、杯/盘比为1.0、视网膜神经纤维层严重缺损、视野严重缺损等），应尽快进行手术治疗。

33. 做手术有哪些利弊

　　青光眼是一种终身眼病，无论药物或手术治疗都只能达到控制或延缓病情的发展。施行任何青光眼手术的目的都是降低眼压以保护或维持现有的视功能，而不是提高现有视力。术后患者可能会维持原有的视力，或术后视力可能会有所减退。此外，为了预防眼压突然升高或减少点眼药水的次数也是行抗青光眼手术的另一个目的。

　　手术是有一定的风险的，如病程已进入晚期，视野呈管状，术后视力可能会完全丧失；有时一次手术难以成功，需再次甚至多次手术；术后数周内可能视物模糊；术后可能出现一些手术并发症，如白内障加重、脉络膜脱离、视网膜脱离、恶性青光眼等。所以，手术有利有弊，手术前医生和患者需要全面了解，相互沟通，慎重选择、决定。

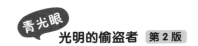

34. 青光眼患者手术前需要做哪些准备

　　术前患者需保持情绪稳定，烦躁和焦虑不安会加重疾病的发展，并影响手术效果。尽量少用手机，少看电影、电视，勿用眼过度，不要在黑暗的环境中久留。冬天注意保暖，防止感冒、咳嗽，以免影响手术，导致出血等并发症的发生。采用局部麻醉者三餐饮食照常。采用全身麻醉者，手术前须禁食（包括饮料及开水）6~8h以上。忌酒，忌喝浓茶、咖啡等刺激性饮料。术前练习眼球向下方看，并用口罩或毛巾同时遮盖口鼻体验在术中如何呼吸，以免术中消毒铺巾后，口鼻被遮盖，精神紧张而不能配合医生，或导致呼吸困难。遵医师嘱咐于手术前口服或静脉滴注降眼压药物，控制眼压，以利手术的进行。手术前半小时排空尿液，以免手术时产生排尿感而影响手术进行。

35. 做手术会不会很痛

　　一提到青光眼手术，大家第一个想到的问题肯定就是手术会痛吗？请看完下面的叙述，就会知道答案了。

　　青光眼手术与其他眼科手术一样，仅仅涉及眼球，故范围较小，时间相对较短，成年患者只要用局部麻醉或仅滴用眼表面麻醉剂就足以使手术能顺利进行，完全能满足患者的无痛要求。青光眼手术的局部麻醉方法主要包括结膜下浸润麻醉和神经阻滞麻醉。这两种麻醉方式都是用局部麻醉药物直接阻滞手术切口部位的痛觉神经末梢，以麻醉该神经支配区域，从而达到麻醉作用。其特点是术中麻醉止痛效果满意，患者术中清醒可配合医生手术，术后并发症少、恢复快。对婴幼儿或儿童的青光眼手术多采用全身麻醉，患儿更会丝毫感觉不到疼痛。

此外，随着眼科的进展和显微手术技术不断改进和完善，青光眼手术技巧日趋成熟，手术器械也在不断革新，手术时间已大为缩短，一张舒适的手术床，一台高清晰的显微镜，几件精巧的显微手术器械再加上医生熟练的手术操作技术，一台青光眼手术就可在短短的几十分钟内完成。很多做完手术的患者说，其实就像睡了一觉，一点不会感觉到痛。此外，麻醉药也并不是越多越好，任何麻醉药都有副作用，眼部滴麻醉药太多，会导致角膜上皮脱落，术后出现眼痛、怕光、流泪等不适症状。当然，手术当中，如果感觉疼痛难忍，可告诉手术医生，医生会想办法给你止痛。

知道答案了吗？请放下你的心理包袱吧，让青光眼手术还你一双明亮的眼睛！

36. 哪些因素会影响手术效果

进行青光眼手术是治疗青光眼的重要手段之一，手术的目的在于：降低眼压、保存或维持视野、预防眼压升高、缓解和消除疼痛。影响青光眼手术效果的因素有以下几个方面。

（1）术前诊断和手术方式的选择

不同类型的青光眼及不同眼部条件的青光眼患者手术所能达到的降压效果并不相同。如对开角型青光眼或房角已全部粘连的闭角型青光眼施行虹膜周边切除术是达不到降低眼压的作用，因为周边虹膜切除仅能解除瞳孔阻滞不能解决小梁网排出受阻问题。又如对眼压升高状态下的

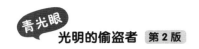

青光眼施行手术，特别是对长期持续性高眼压或急性青光眼眼压控制不好并有充血现象者匆忙施行手术，等于是"火上加油"，术后炎症反应往往会较重，房水滤过引流通道容易瘢痕化而致手术失败，故术前必须要根据患者不同的病史、症状和详细的眼部检查，明确青光眼诊断，包括青光眼的类型、病程进展的分期等，从而对每一例手术病例进行综合分析，作出正确判断和充分的术前准备后，选择合适的手术方式以达到最佳手术效果。

（2）手术者操作的熟练程度和术后并发症的恰当处理

手术者操作不够熟练甚至较为粗暴，造成手术区组织的过度损害、炎症反应和出血，以及术后手术切口不能完全及时愈合，导致切口渗漏等并发症以及对所发生的并发症的处理是否得当，也与手术成败密切相关。

（3）术后早期定期随访

青光眼手术不同于白内障手术，或其他的眼部手术，青光眼手术的结束，只能表明所有的工作还刚刚开始，手术后有可能出现一些情况，如眼压过高或过低，有时候经手术治疗后虽然眼压"正常"，但视神经的损害仍有可能不断进行着，且各种手术方法都有可能带来一定的并发症，只有通过术后早期的定期复诊，医生及时做出相应的处理，才能提高手术成功率，并能最大限度地避免手术并发症给患者视功能带来的伤害。

37. 常见的青光眼手术方式有哪些

抗青光眼的手术方式很多，一般可以分为以下 3 大类。

（1）解除瞳孔阻滞和 / 或开放前房角

常用的手术方式为周边虹膜切除术包括激光周边虹膜切开术（又称激光虹膜打孔术），手术目的是为前、后房之间的房水交通造成一个直接通道，从而解除由于瞳孔阻滞所造成的后房压力增高和前房角阻塞，达到降低眼压的目的。它适用于具有相对瞳孔阻滞而小梁引流功能正常（房角开放大于 1/2）的原发性闭角型青光眼早期（临床前期、先兆期）或急性大发作后间歇期和早期慢性闭角型青光眼。

（2）建立新的眼外引流途径

通常又称为"滤过性手术"，是一种向眼外建立一条房水新引流通道的手术，也是抗青光眼手术中最常用的手术方法。其手术方式有小梁切除术、巩膜灼滤术、房水引流物置入术等。目的是通过手术形成的新通道将房水引入结膜下，形成一个"滤过泡"，再通过滤过泡壁的吸收作用使房水直接排出到眼外，从而达到降低眼压的目的。这类手术可用于药物治疗无效的开角型青光眼，小梁滤过功能受损和行激光虹膜切除术后眼压仍不能控制或房角仍处于关闭状态的闭角型青光眼，以及大多数继发性青光眼和晚期先天性青光眼。

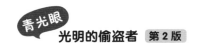
（3）减少房水生成

手术原理是通过物理治疗手段破坏部分睫状突上皮细胞，使房水生成减少而达到降低眼压的目的。常用的手术方式有睫状体冷凝术、睫状体光凝术、超声睫状体成形术等。此类手术常有较多的术后并发症，一般用在已经无光感的绝对期青光眼和其他抗青光眼手术失败后眼压仍然很高，影响患者的正常生活者。

此外，尚有几种特别的抗青光眼手术，可用于以下有特殊情况的青光眼，包括早期先天性青光眼可选择前房角切开术或小梁切开术；青光眼控制不良并有明显白内障者采用小梁切除术联合白内障摘除术；恶性青光眼药物治疗无效可选择晶状体摘除 + 玻璃体切割术；房水引流物置入术用于一般手术不能成功的难治性青光眼，如新生血管性青光眼等。

38. 什么是微创青光眼手术

目前需行手术治疗的青光眼患者，医生多选择经典的小梁切除术。小梁切除术属于滤过泡依赖的滤过性手术，其失败的主要原因是滤过泡瘢痕化。此外，常见的并发症包括术后眼压过低导致浅前房、黄斑水肿、脉络膜脱离以及一系列的滤过泡相关并发症等。因此，近年来一些新的安全、有效、创伤小、术后恢复快的抗青光眼手术，即微创青光眼手术（MIGS）不断问世。按照其作用机制的不同，可以分为 4 类：①增加小梁网途径房水引流（粘小管成形术、小梁消融术、iStent 植入术和 Kahook 双刀小梁切除术）；②增加脉络膜途径房水引流（Cypass 微支架植入术）；③建立房水外引流通道（Ex-Press 青光眼引流钉植入术、XEN 凝胶支架引流装置植入术、二氧化碳激光辅助深层巩膜切除术）；④减少房水生成（内窥镜下睫状体光凝术）。这些新的手术方式各有优缺点，大部分属于内引流手术，手术后无滤过泡，但进入临床应用时间不长，短期效果不错，长期效果还有待于进一步观察。

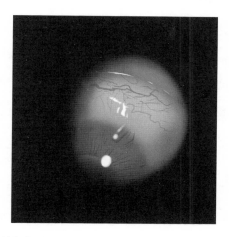

开角型青光眼可以实施 Ex-Press 青光眼引流钉植入术

39. 做了激光近视矫正手术的眼睛能做青光眼手术吗

　　近视是青光眼的危险因素之一，高度近视眼的人群青光眼发病率是正常人群的 2 ~ 3 倍。矫正近视最常用的方法为配戴合适度数的眼镜，但也有不少人选择激光近视矫正手术。

　　那么，如果这些人术后万一被诊断为青光眼，还能不能做青光眼手术呢？答案是肯定可以的。因为激光近视矫正手术只是对角膜进行切削，使其变薄，从而矫正近视状态，而眼球的大体结构特别是结膜没有发生改变，因此仍然可以进行常规的抗青光眼手术。

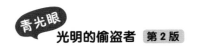

40. 常见的青光眼手术并发症有哪些

滤过性手术是目前治疗青光眼的一种最主要的手术。随着现代眼科显微手术技术的发展，大多数青光眼滤过手术成功率已有明显提高，但术后并发症在临床上仍时有发生，可以多达 20 余种，以下面的 4 种并发症比较多见。

（1）出血

术后眼睛发红，出现结膜下出血，与手术或结膜下注射麻醉药物或抗生素有关，患者不必惊慌，1 周左右可以完全吸收。此外，前房积血也可能发生，由于手术切口处的出血流入前房，或眼压降低过快，虹膜血管扩张出血，一般会引起视力下降，特别在头部活动时更为明显，经休息后血液沉积于前房下方，视力会好转，大多在 1 周内可以自行吸收。

（2）感染

任何手术都有可能发生感染，但术前应尽量预防加以避免。术前手术眼有慢性泪囊炎的病例，应绝对禁止手术。手术中消毒措施不严或术后护眼不当都可能导致眼部感染，甚至发生眼内炎。术后患者会感觉眼睛疼痛、怕光、流泪、视力明显下降。一旦有这些症状出现，应立即告诉医生，尽早抢救。

（3）浅前房

浅前房是青光眼滤过性手术后早期最常见的并发症之一，尤其多见于闭角型青光眼。如果提示出现低眼压，表示房水从眼内流出的滤过太强、切口闭合不良或出现脉络膜脱离；如果浅前房同时出现眼压升高则考虑以下 3 种情况：恶性青光眼、迟发性脉络膜上腔出血或瞳孔阻滞。医生会积极寻找原因，想办法治疗，患者不必过分担心，需要的是理解和配合医生治疗。

（4）白内障加速形成

据统计，抗青光眼手术（滤过性手术）后约有 1/3 的患眼会发生白内障，其中部分患眼术前即有老年性白内障或者并发性白内障，抗青光眼手术很可能加速这些白内障的形成。白内障形成的原因后面会有详细的介绍。

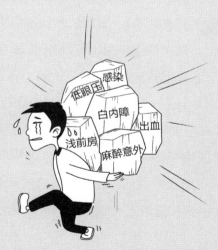

滤过性手术尽管已经完善，但仍有可能发生多种并发症

41. 什么时候选择房水引流物置入手术

　　青光眼房水引流装置的植入就是给眼球安装一个排水管道，如同农田的引水渠道一样，将排出受阻的房水引流到眼球外的球结膜下，从而降低眼压。房水引流装置就像一个功率强大的水泵，可以源源不断地将多余的房水排出到眼外，由此我们可以想象该装置的降压效果。那么什么样的青光眼患者适合安装房水引流物呢？目前引流物主要用于多次抗青光眼手术失败或者常规抗青光眼手术难以控制眼压的青光眼患者，比如新生血管性青光眼，虹膜表面及房角有新生血管形成，阻塞了房水向外排出的通道，导致眼压持续升高。此时安装引流物就可以解决这个问题，房水通过引流物的管道直接排出到眼外，排出的房水很容易被结膜的毛细血管和淋巴管吸收。

　　目前常用房水引流装置的组成，主要包括引流管和引流盘两部分。此种装置可分为两大类：①无阀门的引流装置（如 Molteno 置入物，Baerveldt 置入物和国产 HAD 房水引流物等），术后房水从前房内的引流管自由地流向巩膜表层的引流盘，这类引流物在术后容易出现浅前房、低眼压等并发症，就像水渠很通畅，水库里的水很容易放干一样。据近年来的研究报道，此类引流装置的远期降眼压效果较好；②有阀门的房水引流装置（如 Ahmed 置入物等），在引流管的后端带有一个限制液体流量的装置（如阀门），这种装置在眼压高于 14～18mmHg 时自动开放，在眼压低于 8～12mmHg 时又关闭，以防止术后低眼压，其远期效果不如无阀门的装置。事实上有阀门的房水引流装置植入人眼后阀门并非完全如此自动地开放和关闭。

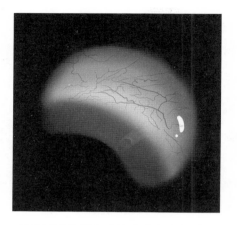

房水引流物置入术治疗难治性青光眼

42. 为什么房水引流物置入术的并发症比较多

　　房水引流物植入术术后并发症较多，除了可能发生常规滤过性手术所有的并发症外，还可能发生与引流物本身相关的并发症。这些并发症包括低眼压、低眼压性黄斑病变、脉络膜脱离、脉络膜上腔出血、前房积血、引流盘移位、复视以及眼压升高等。为什么会出现上述并发症呢？前面已经提到，房水引流物将眼内的房水引流到眼外的结膜下，从而降低眼压。如果房水过量外流，前房就会变浅，角膜、虹膜及晶状体可能与植入前房的引流管相接触，导致引流管堵塞。一旦引流管堵塞，房水就不能外流，又会再次引起眼压升高。引流管有可能与晶状体相接触，导致白内障的发生。如果引流过畅导致眼球长期处于低眼压状态，可引起脉络膜脱离、低眼压性黄斑病变等。如角膜长期与引流管接触可导致角膜内皮损伤，从而引起角膜混浊、大泡性角膜病变。引流盘位于结膜下，若固定不牢亦可能移位，移位的引流盘有可能导致机械性眼外肌活动受限，从而引起复视。

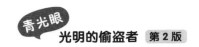

虽然房水引流物植入术并发症较多，但对于难治性青光眼患者或已多次行抗青光眼手术失败的患者降眼压效果确切。

43. 青光眼手术后浅前房是怎么回事

正常人由睫状突上皮细胞分泌的房水通过后房经瞳孔流入前房，再由前房角的小梁网汇入血液循环。因此，我们将能分泌房水的睫状突上皮细胞比作"自来水厂"，前房就像一个"蓄水池"，而前房角流出通道就像"出水口"。前房深度的维持是靠"自来水厂"的供水与"出水口"通道间动态平衡的结果。青光眼患者通常因"出水口"流出受阻引起"蓄水池"内蓄水量相对过多而引起眼压升高。抗青光眼手术的目的在于开辟一个新的"出水口"通道，从而建立新的供水与出水间的动态平衡。但临床上在抗青光眼术后可能会发现"蓄水池"内的水减少或消失了（称为浅前房或前房消失）。引起"蓄水池"内的水减少或消失的原因可归纳如下：①"蓄水池"内的水减少，术后因睫状体的炎症或水肿致使睫状突上皮细胞分泌房水减少，形成了浅前房；②外引流过于通畅，术中建立的外引流通道因伤口渗漏或引流太快，超过了房水生成的速度；③术后眼压过低，抗青光眼手术后因眼压过低，而脉络膜或视网膜毛细血管滤过压增高，从中渗出的浆液流到脉络膜或视网膜神经上皮层下从而引起脉络膜或视网膜脱离，前房变浅或消失；④抗青光眼手术后发生恶性青光眼或瞳孔阻滞，从而阻止睫状突上皮细胞产生的房水进入"蓄水池"，从而逆流到玻璃体腔内，致使玻璃体腔内压力增高，引起晶状体 - 虹膜隔前移，从而进一步导致引起前房变浅或消失。这是青光眼手术后最常见的并发症之一，患者不必惊慌，只要医生及时诊断与正确处理，大都可以完全恢复，而不影响手术效果。

44. 为什么做了青光眼手术后又患上了恶性青光眼

　　抗青光眼手术的目的是降低眼压，减轻眼压对视神经的损害。但临床上有部分青光眼患者在接受抗青光眼手术后，眼压不但未降低反而明显升高（伴有前房极浅或消失），此时运用常规的抗青光眼药物治疗往往无效，因为病情险恶，这种抗青光眼手术后继发的高眼压被称为"恶性青光眼""睫状环阻塞性青光眼"。因行抗青光眼手术已重新建立了一条房水外引流通道，理论上眼压应该降低，但为什么术后眼压不降反而升高呢？原来正常人晶状体最凸出的部分（即晶状体赤道部）与睫状体最凸出的部分（睫状突）之间存在一段细微间隙（大约 0.5mm），由睫状突上皮细胞分泌的房水能够通过这个间隙经瞳孔流入前房，再由前房角的小梁网最终汇入血液循环。而抗青光眼术后往往由于手术本身及术后的炎症刺激引起睫状体的水肿和痉挛，睫状体的水肿将导致睫状突更靠近晶状体，造成睫状体环圈的半径缩小，而睫状体痉挛会引起晶状体悬韧带松弛更加剧晶状体变凸、前移（晶状体赤道部离睫状突更近）。特别是在点用缩瞳药后，睫状突与晶状体赤道部的间隙基本消失，睫状突分泌的房水向前流出受阻，只能改道往后流，流向后面的玻璃体腔内。可玻璃体腔没有像前房角那样的引流房水的组织，不能将流入的房水排出腔外。因此玻璃体腔就像一个"蓄水袋"，将流入的房水蓄积起来。随着蓄积在玻璃体腔中的房水越来越多，"蓄水袋"的体积会越来越大且袋内的压力也会越来越高。体积变大的玻璃体通过"蓄积"的压力推晶状体前移，使晶状体与虹膜后表面接触面增大。当玻璃体腔内的压力大于前房内压力时，虹膜逐渐向前移动，引起前房变浅，直到整个虹膜与角膜内皮相贴，前房必然会消失。因为眼球的容积不能扩大，而蓄积在玻璃体腔中的房水越来越多，眼压也就不断增高，因此也就形成"恶性青光眼"。当

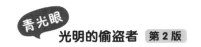

然，恶性青光眼并不"可恶和可怕"，只要得到早期诊断，通过积极的药物或手术治疗，以及医生和患者的共同努力，往往可以控制。其中扩瞳是治疗的关键，有些患者可能需要一辈子滴用扩瞳药物。

45. 青光眼手术为什么可能加速白内障的形成

据统计，抗青光眼手术（滤过性手术）后，有约 1/3 的患眼会发生白内障，其中部分患者患眼术前即存在老年性白内障或者并发性白内障等，抗青光眼手术也能加速这些白内障的形成。

首先，尽管抗青光眼手术操作十分细心，手术仍是对眼组织的创伤，可能刺激虹膜和睫状体，手术后有可能发生轻微的虹膜睫状体炎，纤维蛋白等渗入房水中引起房水成分发生改变，以及出现色素细胞游离，吞噬细胞增多。这种房水成分的改变将影响晶状体的营养供应从而加速白内障的形成。此时晶状体混浊主要表现在晶状体的囊膜和囊膜下，并且主要位于中央区，逐渐发展将对视力影响明显。

其次，抗青光眼手术后可能出现浅前房，使晶状体与虹膜及角膜内皮相接触，影响了晶状体的代谢，从而加速了白内障的形成。此外，抗青光眼手术中手术器械接触误伤晶状体也能加速白内障的形成。

再次，部分患者术后未按医生嘱咐停用滴眼液，而自行长期使用地塞米松等糖皮质激素滴眼液点眼，久之此类药物亦可引起晶状体出现细点状混浊。

除上述的原因外，诸如抗青光眼术后眼压过低，及其他原因导致的房水成分改变等因素也可加速白内障的形成。当然，白内障并不可怕，可待白内障明显影响视力时行手术治疗。

46. 单纯行白内障手术能治疗青光眼吗

单纯行白内障手术治疗青光眼主要针对的是闭角型青光眼。闭角型青光眼通常存在晶状体较厚、位置相对靠前等眼部解剖结构异常。随着白内障的发展，晶状体吸水膨胀，与虹膜接触，房水从后房经瞳孔处流向前房受阻，使后房房水积聚，推挤周边虹膜向前移，使之与小梁网紧密接触，阻断了房水流出通路而使眼压升高。因此，白内障是引起瞳孔阻滞的重要因素之一。

上述眼部解剖特征的改变说明闭角型青光眼可能通过单纯行白内障手术进行治疗，即行晶状体摘除术，以解除瞳孔阻滞，增加前房空间，在一定程度上可减轻周边虹膜的堆积，从而使非粘连性关闭的房角开放，阻止房角粘连进一步发展，使房水恢复正常排出途径，眼压可下降。具体机制见后述。适应证选择的关键在于排除因非瞳孔阻滞因素所致的眼压升高以及前房角的引流房水功能是否仍存在，且房角粘连范围不是很广泛。所以单纯行白内障手术可作为早期闭角型青光眼同时合并白内障的患者安全有效的治疗方法。此外，有些恶性青光眼通过白内障手术联合激光治疗也可能有效。相反，对于开角型青光眼，单独行白内障手术是不能解决问题的，部分患者眼压可能会有少许下降，但不能达到目标眼压水平。

47. 为什么得了闭角型青光眼医生却做白内障手术

闭角型青光眼是中国人比较常见的一种类型青光眼，通常发生在 50 岁以

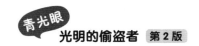

上的中老年人。如前所述，原发性闭角型青光眼的发病，与其眼球自身的解剖特点有关，这些解剖因素包括：小角膜、短眼轴、浅前房、窄房角、厚晶状体以及晶状体位置相对偏前等，年轻的时候视力比较好，可能有点远视，而老花眼较早出现。在上述因素中，晶状体的因素尤为重要。晶状体厚度随年龄的增加而增厚，正常人和原发性闭角型青光眼患者均遵循这一规律。随着年龄的增大，本来已较厚的晶状体更增厚，使得前房更浅，瞳孔阻滞和房角关闭的可能性增大。因此，可以这样说，晶状体位置及形态的改变是引起闭角型青光眼前房变浅的重要原因。根据临床经验和研究成果，对于合并白内障的一部分原发性闭角型青光眼，行超声乳化白内障摘除（摘除增厚的晶体）联合人工晶状体植入（厚度不到 2mm），再加房角分离术有利于加深前房，重新开放房角，解除瞳孔阻滞，恢复房水外流通道，降低眼压，而不需要施行滤过性手术，达到治疗闭角型青光眼的目的。

48. 青光眼合并白内障有哪些手术方法

青光眼患者中有相当一部分人合并白内障，这类患者大多需要手术治疗，目前可供选择的手术方案有：①先行青光眼手术，再择期行白内障手术。青光眼手术以小梁切除术为主，白内障可行超声乳化吸除联合人工晶状体植入术；②青光眼白内障联合手术，可行白内障超声乳化吸除加人工晶状体植入术联合小梁切除术；③白内障超声乳化吸除术加人工晶状体植入术联合房角粘连分离术；④白内障超声乳化吸除术加人工晶状体植入术联合微创青光眼手术（MIGS）。对于每个患者，医生会根据青光眼的类型、严重程度，白内障的成熟程度以及患者的健康状况来决定手术方式。

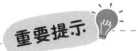

　　值得引起患者警惕的是，有些同时患白内障及青光眼的患者，特别是老年人，他们往往认为自己年纪大了，患的只是白内障而不是青光眼，或者到医院看眼病时，个别医生只简单地做了眼科检查就判断为白内障而忽略了青光眼的诊断，因而使青光眼没有得到及时诊治。患者寄希望于白内障手术后能重见光明，可是因为青光眼未得到及时有效的治疗，就算做了白内障手术，留给他们的仍然是失明。

49. 青光眼手术中应用抗代谢药物有必要吗

　　抗青光眼手术失败的常见原因之一是手术区瘢痕形成，导致滤过道"出水口"阻塞，眼压仍然不能降低。眼组织伤口的愈合过程同全身其他组织一样，均为重建组织的修复过程。伤口愈合包括早期局部炎症反应、细胞增殖、结缔组织形成、伤口收缩和重建。

　　青光眼手术的目的是建立新的房水引流通道而降低眼压，因此术后保持房水通道引流通畅对于手术的成功显得至关重要。为避免或减轻手术区瘢痕化，抗代谢药物的应用提供了解决办法。术中或术后应用抗代谢药物，能抑制成纤维细胞增生，减少胶原合成和瘢痕形成。有些抗代谢药物主动抑制所有细胞和整个细胞周期，细胞亦不能再生。目前，临床上常用的抗代谢药物有 5－氟尿嘧啶和丝裂霉素 C 等，虽是常用的抗癌药，但不必担心，因为眼部的用量极微小。它们的抗瘢痕形成作用已经实验室和临床实验所证实。应用方法包括：术中或术后以及术中与术后联合使用，但主要为术中使用。抗代谢药物也是一把"双刃剑"，虽然对青光眼手术的成功起重要作用，但也有其毒副作用，例如可能引起角膜上皮损伤、伤口渗漏、眼压过低等，但这些副作用均很轻微，关键在于正确选择药物浓度和作用时间。

总而言之，抗代谢药物的应用是当代抗青光眼手术的新进展，已为国内外青光眼学界所接受。

50. 什么是滤过泡

滤过性手术，如常规的小梁切除术，可将眼内房水经过手术切口引流到眼球外角膜缘区的球结膜下间隙，形成一个较局限或弥散而隆起的小泡，称"滤过泡"。滤过泡的出现与存在是手术成功的标志。许多患者发现术后在自己眼球上方的表面出现一个隆起或小泡，感到非常害怕或惊讶，其实，这是医生通过手术特意建立的一个房水从眼内流出的通道，它的存在说明手术很成功。医师往往会通过裂隙灯显微镜观察滤过泡的情况来了解手术效果。一般来说，房水外引流好，滤过泡形成就好（称功能性滤过泡），眼压控制也就较好；如果房水外引流不好，滤过泡就可能无法形成或形成后消失变扁平（称非功能性滤过泡），甚至形成瘢痕，眼压就难以降低。

51. 青光眼手术后为什么要滴用扩瞳药

有些青光眼患者在手术前需用缩瞳药降低眼压，但手术后又需点扩瞳药，其中是否存在矛盾？患者有一种担忧和不解：点扩瞳药眼压会增高吗？

为什么手术后要用扩瞳药？事实上，手术后大多会有或轻或重的眼内炎症反应，应用扩瞳药可减轻虹膜炎症反应，防止虹膜后粘连；扩瞳药可促进术后前房的形成，预防恶性青光眼和其他原因引起的浅前房。所以手术后应用扩瞳药不但不会升高眼压，反而可通过抑制炎症反应和促进前房形成能更好地控制眼压。一般情况下需用 2～3 周的扩瞳剂，术后如眼内炎症反应较轻，前房形成较好，可点短效扩瞳药如托吡酰胺或去氧肾上腺素，如果眼内炎症反应较重，有虹膜后粘连，瞳孔不易散大，前房形成不好，就需要点作用较强的睫状肌麻痹剂如 1% 阿托品，必要时还需球结膜下注射散瞳合剂。这里需要提醒的是，给手术眼点扩瞳药时要压迫鼻根部的泪囊区 5min，并且头偏向手术眼侧，勿让扩瞳药流到对侧非手术眼。

52. 手术后按摩眼球有什么作用

手术后前房形成好，但眼压正常或偏高，滤过泡较小较平的患者，在医师的指导下进行正确的眼球按摩训练，可促进手术眼的房水引流口保持通畅，确保房水由此处外流顺畅，促进滤过泡的形成。俗话说"流水不腐"，如果滤过道一直有房水流出，就不容易结疤。术后眼球按摩的方法有多种，可根据患者不同情况选择不同方法：①对于术后早期前房深度已恢复，但未形成滤过泡或滤过泡很小较平，眼球较硬，说明眼压较高，应尽早开始眼球按摩使眼压下降。具体方法：患者轻轻闭眼，医师用食指指腹轻压巩膜瓣的一侧，可使房水从瓣的另一侧流出。此法多用于术后早期（2～4 周）巩膜瓣切口未愈合时，常由医师操作，且按摩后医师还需在裂隙灯下检查滤过泡、前房、瞳孔状态和眼压等情况；②术后眼压已下降但未降到正常范围，已排除了其他因素，确定是滤过功能不全引起的，患者可在医师的正确指导下学会眼球按摩方法。手法如下：用食指的指腹经下眼睑皮肤对远离手术区的眼球壁施加一定压力（作用方向一般是由下往上），每次加压于眼球 10s，

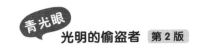
放松 10s，共 2 ~ 3 次，每日可反复做 2 ~ 4 次，但眼压越高，按摩次数需相应增加。因为术后 3 个月内是切口愈合、瘢痕形成的关键时期，所以应在这段时期进行积极正确的眼球按摩，3 个月后再进行眼球按摩效果会差一些。如果经按摩后眼压不能降低或降低不明显，应尽早复诊请医生予以处理。

53. 青光眼手术后是否都需要拆线

目前抗青光眼手术的缝线多采用可吸收缝线或比头发丝还细的 10/0 外科尼龙线，前者会慢慢自行吸收，后者以埋藏缝合法缝在眼球表面，几乎不会引起任何刺激症状或不适，故一般都不需拆线；如果个别敏感的患者对 10/0 外科尼龙线有不适感且手术效果好的，可在术后 1 月左右由医师在裂隙灯显微镜下拆除缝线。另外，医生可能在术中给一些患者做巩膜瓣的可调节缝线，这是为了术后更好地控制眼压和促进前房的恢复，医生会根据术后眼压和前房的情况拆除或用激光断线或保留缝线：如果前房深、眼压高，会及早拆除；如果前房浅、眼压低，则要延迟拆除。有些外置的巩膜瓣可拆除缝线，在裂隙灯显微镜下即可拆除，部分内置缝线则需用激光断线，无论采用哪种拆线法，患者都不会有任何痛苦。

54. 手术后术眼为什么会怕光

术后应用扩瞳药将瞳孔散大是术后患者怕光的最主要原因，其次是术中或术后使用一些破坏眼表、损伤角膜上皮的药物（如 5- 氟尿嘧啶、丝裂霉素 C 及含防腐剂的眼药水等）或合并丝状角膜炎也可引起怕光。当然，部分急性闭角型青光眼急性发作后，瞳孔括约肌麻痹，导致瞳孔散大、术后瞳孔也难以复原。在户外活动时可佩戴墨镜、术后反应消失及时停用扩瞳剂均可减轻因瞳孔散大引起的怕光。药物引起的角膜上皮损伤需停用这些药物，并加用促进角膜上皮生长修复的眼药水和人工泪液，如玻璃酸钠、聚乙烯醇、维生素 A 棕榈酸凝胶等。

55. 为什么原则上双眼不能同时做青光眼手术

虽然原发性青光眼都是双眼性疾病，但原则上双眼不能同时做抗青光眼手术。因为如果一眼手术后发生恶性青光眼，以后当对侧眼行手术时发生恶性青光眼的可能性会极大，在这种情况下，我们不主张对侧眼贸然行手术治疗。为避免双眼同时手术同时发生恶性青光眼，原则上先做一只眼，看术后反应再决定是否做另一只眼或选择其他手术方式。不同时做双眼手术，也可避免化脓性眼内炎、暴发性脉络膜上腔出血等严重并发症在双眼同时发生的悲剧。一般说来，一眼手术后反应良好，恢复正常，3～5 天后可考虑行另一只眼的手术。当然，对于先天性婴幼儿型青光眼，为避免重复全身麻醉带来的经济负担和副作用，多数医生会选择双眼同时手术。

56. 为什么青光眼手术后视力会下降

即使是一个成功的抗青光眼手术，术后早期手术眼视力也很可能会有所

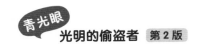
下降，主要原因是术后眼内组织对手术的反应、扩瞳剂的使用、前房变浅、眼压一时较低、眼球的功能未完全恢复，以及已有的白内障发展加速，都会引起术后视力出现不同程度的下降，随着术后炎症反应的消失、药物的停用、眼压的恢复及白内障摘除手术视力会有所回升。但是，如果术中术后发生了某些并发症，如浅前房、前房积血、感染、恶性青光眼、脉络膜脱离等也可导致术后视力较大程度的下降，这些并发症需及时处理与治疗，并发症越严重，视力的恢复越差。

57. 一次手术失败后还能再进行手术吗

　　抗青光眼手术后早期如眼压仍高，视功能继续受到损害，应根据不同情况设法使无功能的滤过泡恢复功能，而不应急于再次手术。若确定手术失败，加用药物后眼压仍无法控制的，一般可待 3 个月后考虑再次手术治疗。再次手术的病例都属于难治性青光眼，手术部位的选择出现困难，特别是有疤痕体质的患者，再做普通滤过性手术效果往往很差，故应考虑行复合式小梁切除术或其他的手术方式，以期更有效地保持房水引流道通畅，控制眼压，保护视功能，这些手术方式包括：小梁切除术联合应用丝裂霉素 C、房水引流物置入术等。对于已无光感的绝对期青光眼，还可考虑行睫状体冷冻或光凝术或超声睫状体成形术，以破坏睫状体，减少房水的生成而达到降低眼压和减轻疼痛的目的，但冷冻或光凝的量较难恰当掌握，有时可能造成眼球萎缩；对于经上述处理仍不能缓解疼痛的绝对期青光眼，可考虑行眼球摘除术。

58. 为什么管状视野的晚期青光眼患者手术风险很大

　　晚期青光眼患者的视野非常小，成为"管状视野"，此时视神经几乎到了完全萎缩的程度，如"残烛"一般非常脆弱，任何一点损伤都极有可能使仅存的一点光感完全丧失。如当手术中做球后麻醉时，可能因麻醉药品的毒副作用、眶压增高、视神经血液供应障碍而造成"视神经休克"，使仅存的光感完全丧失，所以说管状视野的青光眼患者手术风险很大，手术尽量不选用球后麻醉。

59. 为什么有些青光眼治疗效果较差

　　我们在临床上将治疗效果较差的青光眼，如新生血管性青光眼、虹膜角膜内皮综合征、复杂眼外伤引起的青光眼、视网膜玻璃体手术或角膜移植术后的继发性青光眼、多次滤过性手术眼压仍不能控制的青光眼等，这些青光眼之所以治疗效果差，主要原因多是各种原因导致手术后的滤过口难以保持通畅，房水外引流不畅，眼压难以控制。难治性青光眼的治疗要根据房角状态及眼部的复杂情况设计术式，术中往往需要用抗代谢抗增殖的药物或高分子生物材料抑制瘢痕和新生血管形成，如玻璃体腔注射抗血管内皮生长因子以及采用房水引流物植入术等。随着眼科手术设备和手术技术的不断发展，玻璃体切割术也为难治性青光眼提供了一个新的治疗手段。

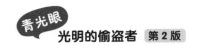

60. 一只眼睛得了青光眼，另一只眼睛也要治疗吗

　　一般说来，原发性青光眼和先天性青光眼多是双眼性疾病，只是在病程上有早晚或病情上有轻重差异而已，故双眼都要给予及时正确的治疗；即使一只眼有明显青光眼，而对侧眼无任何青光眼征象的也应认为该眼为"临床前期"，并非"好眼"，也需做预防性治疗或严密随访。请牢记"青光眼是双眼性疾病，双眼均需治疗。"继发于其他疾病的青光眼则很难说是双眼还是单眼，这需到青光眼专科做系统和全面的检查才能确定，有时需追踪检查多年方能作出青光眼诊断。

61. 治疗先天性青光眼除了降眼压，还需要别的治疗吗

　　先天性婴幼儿型青光眼，除个别因特殊情况不适合手术，原则上应以手术治疗为主，并且一旦确诊就应及早手术。先天性青光眼造成的视神经萎缩与成年人青光眼存在差别：因为小儿眼球尚未发育完全，经手术治疗并成功控制眼压后，先天性青光眼患儿视神经萎缩多会有所好转，视力也可能会有所提高，所以手术成功控制眼压后，改善视神经血液供应、营养视神经的保护性治疗也是非常重要和必要的。同时，一部分患儿即使接受了成功的手术治疗，眼压控制正常，但可能会合并近视或弱视，因此，手术后应尽早验光，及时配戴眼镜，特别应重视对弱视的治疗。另外，尽管术后早期成功地控制了眼压，但患儿在一生中随时都会出现眼压重新升高的可能性，因此患

儿及其家人应明白术后长期随访检查的意义（建议参阅本书"青光眼患者及家属的体会与故事"部分）。

62. 为什么激光能够治疗青光眼

激光具有热效应、电磁效应和光化学作用，能使生物组织凝固、气化和穿孔。随着激光技术的日益发展，激光治疗眼科疾病，特别是青光眼已日臻完善。在临床上正是应用激光的这些效应作用于眼球的虹膜、小梁网、睫状体或巩膜等组织治疗青光眼的。目前治疗青光眼的激光术式主要有：Nd:YAG 激光虹膜切开术、氩激光或半导体激光周边虹膜成形术、选择性激光小梁成形术、微脉冲激光小梁成形术、经巩膜连续波长 Nd:YAG 激光或二极管激光睫状体光凝术及内窥镜下睫状体光凝术等。激光治疗青光眼的优点是效果确切、组织损伤小、术后反应轻、并发症少、费用低廉、安全有效，必要时可重复应用。

63. 哪些青光眼适合激光手术治疗

Nd:YAG 激光虹膜切开术主要治疗临床前期和缓解期急性闭角型青光眼、早期无视野及视神经损害的慢性闭角型青光眼、混合型青光眼、另眼有恶性青光眼史不宜手术者、继发性瞳孔阻滞型闭角型青光眼、真性小眼球等；激光周边虹膜成形术适应于房角部分开放的虹膜膨隆型闭角型青光眼。氩激光小梁成形术、二极管半导体激光选择性小梁成形术或微脉冲激光小梁成形术主要治疗原发性开角型青光眼、正常眼压性青光眼、色素性青光眼、

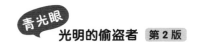

剥脱综合征、无晶状体眼和人工晶状体眼性开角型青光眼，连续波 Nd:YAG 激光或二极管激光经巩膜睫状体光凝术以及内窥镜下睫状体光凝术主要用于治疗各型难治性青光眼如新生血管性青光眼等。此外，氩激光和二极管半导体激光还可用于术后早期松解巩膜瓣缝线，以调节眼压。

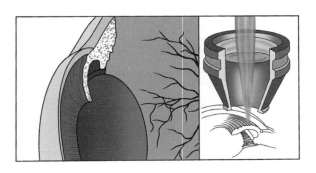

Nd:YAG 激光虹膜切开术可以治疗早期闭角型青光眼

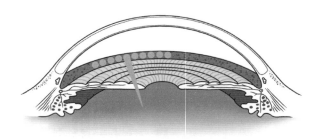

选择性激光小梁成形术治疗开角型青光眼

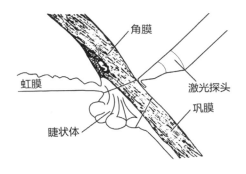

经巩膜睫状体光凝术治疗难治性青光眼

64. 青光眼的激光治疗方式为什么有不一样

随着激光技术的不断发展，激光在青光眼治疗领域的应用日趋广泛，激光治疗具有安全、有效、并发症少等优点而日益受到关注，激光已经成为多种类型青光眼的临床治疗手段。临床上根据青光眼的种类、病程、治疗目的可选择不同的激光治疗方式：①激光周边虹膜切开术：适用于闭角型青光眼早期，通过激光将周边虹膜打一小孔，以解除瞳孔阻滞，使前房加深、房角开放；②选择性激光小梁成形术：适用于原发性开角型青光眼早期和高眼压症者，激光选择性作用于色素性小梁网细胞，无热损伤，其降眼压疗效显著而安全，可作为部分开角型青光眼的首选治疗；③睫状体光凝术：利用激光在眼内窥镜引导下或经巩膜对睫状体进行光凝，减少房水生成而降低眼压，对难治性青光眼有较好的疗效；④二氧化碳激光辅助深层巩膜切除术：利用激光切削深层巩膜组织及 Schlemm 管的外侧壁，建立房水外引流通道，从而达到降低眼压的目的，是一种安全、有效的非穿透性滤过手术。⑤其他的应用还有微脉冲激光小梁成形术、激光周边虹膜成形术、巩膜瓣缝线断线术等。

65. 激光能完全替代手术治疗吗

事实上，激光治疗也是一种创伤较少的手术，但它是不能完全替代手术治疗的。激光治疗要取得好的效果，需依赖医师有针对性地正确选择病例，不是所有的青光眼都可用激光治疗，一些中晚期青光眼患者一旦确诊就需要手术治疗，激光对这些患者疗效差。此外，一些青光眼患者在做完激光术后

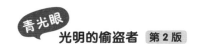
眼压有可能重新升高或仍难以控制的，还需手术治疗。

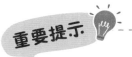

重要提示

　　激光也是一种手术的新技术，但对眼睛损伤非常轻微，只通过微型爆破或热作用于眼组织，以增加房水引流降低眼压，一般只适应于青光眼的早期，医生会根据青光眼的类型（开角型或闭角型）而选用不同类型的激光；激光手术的降眼压效果仍需要长期进行随访追踪观察。

66. 激光治疗对身体有危害吗

　　激光治疗后眼局部可能会有一些暂时性或轻微的反应，如暂时性眼压增高、炎症反应、晶状体局限性轻微混浊、出血、视网膜损伤等，经治疗后消失，危害不大。治疗青光眼激光的能量很小、非常局限和集中，对全身几乎无影响和危害，但有高血压和糖尿病的患者就必须等血压和血糖控制后才能行激光治疗，因为这些疾病激光术后可使眼部反应加重，甚至出血。

67. 超声波能治疗青光眼吗

　　超声波广泛应用于青光眼的临床诊断与治疗，20世纪80年代，已有研究报道应用高强度超声聚焦于睫状体可以抑制房水生成。随着高强度聚焦超声技术的发展成熟，近年来在临床上重新应用超声波治疗青光眼，即超声睫状体成形术（UCP），治疗时可量化超声波的强度，亦可重复治疗。超声睫状体成形术是把超声波能量精准聚焦于睫状突上，睫状体的局部温度快速升高至90℃，因超声波可以选择性作用于睫状体色素上皮组织，使其凝固坏死，导致房水生成减少；同时亦可增加房水经葡萄膜巩膜通道的流出，达到降眼压目的。治疗时间仅需3min，适应证包括各种类型的青光眼，也可以用于原发性青光眼的初始治疗。

68. 青光眼患者行白内障手术能植入多焦点人工晶体吗

近年来多焦点人工晶状体的设计和材料不断改进，使多焦点人工晶状体越来越多地应用于临床，从而满足了白内障患者手术治疗后裸眼可以看远、看中、看近距离物体的要求。然而，由于多焦点人工晶状体设计的特殊性，其设计基于光的折射或衍射，使物体的光线经过人工晶状体后可以分别产生两个或多个焦点，以达到一个图像相对清晰，另外的图像模糊，根据同时知觉原理，患者通过视觉的神经机制选择，还原较清晰的图像，抑制较模糊的图像，从而扩大了手术眼的视物清晰距离，一定程度上满足了患者对全程视力的需求。多焦点人工晶状体植入术后常见的并发症包括眩光、光晕等，与单焦点人工晶状体相比，其对比敏感度偏低，已有视功能损害的青光眼患者，本来就存在对比敏感度较低的问题，因此，对于中晚期青光眼患者，我们建议采用单焦点人工晶状体为妥，而不主张植入多焦点人工晶状体。

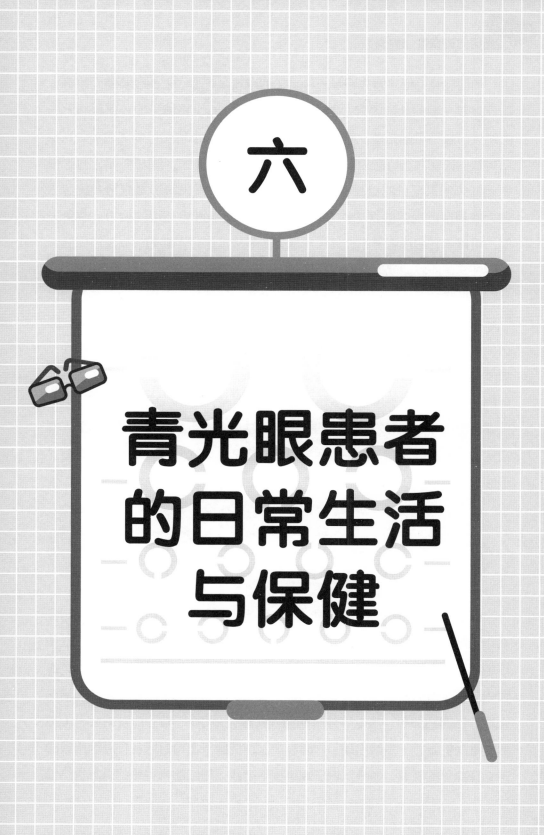

六

青光眼患者
的日常生活
与保健

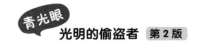

前面已经介绍了青光眼是一种常见的致盲眼病，因视神经萎缩而致盲，眼压是其主要的危险因素。世界卫生组织（WHO）将常见的致盲眼病分为可避免盲与不可避免盲，其中可避免盲又分为可治愈盲和可预防盲，青光眼所导致的失明属于可避免盲中的可预防盲，但应引起我们警惕的是，青光眼引起的失明是渐进的且是不可以逆转的。因此，青光眼患者应努力配合医生，挽救自己现存的视功能，使自己在有生之年维持有用的视力，避免失明。可疑青光眼患者更不能讳疾忌医，要积极地进行定期随诊，注意保健，争取在病程的早期就得到控制，预防因青光眼而致盲。

在日常生活中，很多因素都可以诱发青光眼或加重病情，我们必须加以注意和重视，尽可能地避免这些有害因素，从而防止疾病的发生、发展。那么，在日常生活当中，哪些是可以诱发眼压增高、加重病情的有害因素呢？具体说来，青光眼的发病与饮食、起居习惯、穿戴习惯、烟酒习惯、全身或局部的用药历史、高度近视或远视眼、长时间使用手机或电脑、睡眠姿势、气候、情绪、心理等均有密切的关系，所以青光眼患者或者青光眼高危人群应从多方面加以注意，并采取适当的保健措施，以降低青光眼发展的可能。下面就具体谈谈在日常生活中怎样配合医生的治疗。

1. 眼睛发红就是青光眼吗

很多人都认为，得了青光眼一定会有眼睛发红，那么眼睛发红也一定会是青光眼，事实并非如此。眼睛的发红既可以是眼部结膜的充血，也可以是球结膜下出血所致。正常情况下，球结膜的血管是处于"沉睡"状态的，血管内只有少量血液通过，因此球结膜和巩膜（即白眼球）总是显得那样洁白无瑕。当遇到细菌、病毒等外来病源入侵时，"沉睡"着的血管就会马上苏醒，继而扩张，于是就出现了眼睛充血。球结膜下出血是因各种原因所致的球结膜血管的破裂，血液沉积于球结膜下所致。眼红的常见眼病有急性结膜炎、各种角膜炎、虹膜睫状体炎、巩膜炎、急性发作的青光眼、眼部化学烧伤、球结膜下出血等。

因此，我们不能因眼睛不红就认为无青光眼，也不能因为眼睛红就认为得了青光眼，一定要请眼科医生进行全面的详细检查，方能得出正确的结论。

2. 如何正确滴用眼药水

对于任何一位青光眼患者而言，掌握正确滴用眼药水的方法非常重要，因为这会直接影响青光眼的治疗效果及预后，也可能影响医生对治疗效果的判断及进一步的治疗。那么，究竟怎样滴用眼药水才算是正确呢？

（1）在滴用眼药前，要注意检查所用眼药水的名称、浓度、有效期，眼药水内有无混浊或絮状物、有无颜色变化等。凡以混悬液剂型制成的眼药水，使用前应摇晃使药液均匀。点药前要先洗手，取卧位或坐位，头后仰，眼睛睁开向上方看，用食指与拇指分开上下眼睑，将眼药水滴在靠外侧眼角白眼珠下方的结膜囊内，将下眼睑稍稍提起，让药液尽可能保留在结膜囊内，然后轻轻闭眼2～3min。

（2）滴用眼药水后需闭眼3min，这样可以增加药水与眼球接触的时间，以增加药物的疗效。

（3）与此同时，用棉球、食指或棉签按住内眼角3min，可以避免药水经由泪小点流入鼻腔而被吸收，从而减少药物的副作用。

（4）不同种类的眼药水不要同时点入。泪液会在5min内将滴入的药水排泄掉，所以滴用完一种眼药水至少间隔5min后再点另一种，这

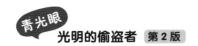

样才不会把先滴入的药水稀释掉，并充分发挥每种药液的作用。

（5）如需同时使用眼药水及凝胶或药膏，应先滴用眼药水再涂凝胶或眼药膏。

（6）眼药水一般皆含有防腐剂，太过频繁的滴眼会对眼球表面组织造成刺激与损伤。佩戴隐形眼镜者也应避免使用眼药水。

（7）眼药水勿放置于高温、湿度大或阳光直接照射处。有些药水需放置于黑袋中避光保存以免变质，有些眼药水需要在低温下保存（如拉坦前列素，需在2～8℃下保存）。因此，拿到一瓶眼药水后应详细阅读说明书，了解保存方法及有关注意事项；药物开封后在使用的过程中若发现颜色改变或有混浊沉淀物产生即应丢弃；未开封药水滴用前应注意保存期限，不要使用过期药物。眼药水开瓶后使用时间不超过1个月。

（8）用眼药水治疗的青光眼患者，应询问医生每天何时点用，因许多治疗青光眼的药物在固定的时间点用才能发挥最大的降低眼压作用。所以，在用药前要听取医生的指导，制定合理的用药次数和用药时间，一旦定下来了，就要严格按照时间来点药，做到一次不能少及一种药也不能少，绝不要自行随意改变用药时间或停用药物，这一点对治疗青光眼非常重要。

（9）滴用眼药水若有任何异常症状，应及时告诉医生。

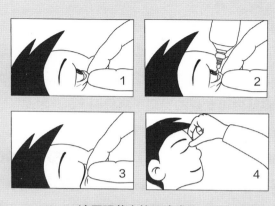

滴用眼药水的正确步骤

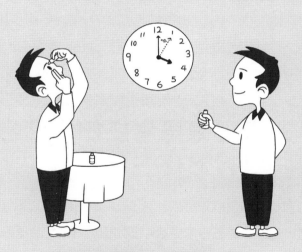

同时滴用两种眼药水至少要间隔 5min

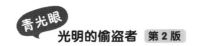

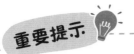

眼药水一次点一滴就够了，因为眼药水一滴的量约为30μl（25～35μl），而结膜囊内可贮存的容量平常只有7μl。因此，一次点好几滴眼药水只是徒然浪费而已。

药物是治疗青光眼的主要方法，医师会根据每位患者的眼压与视神经病变，采用不同的药物及规定不同的时间用药，一旦确定后，患者必须遵医嘱用规定药物及按规定时间点眼，绝对不可以自行更改或停用药物。患者家中一定要备有足够的药物，自行停用任何一种药物都对病情不利。

3. 青光眼患者应如何配合医生进行治疗

青光眼患者应该知道在日常生活中要如何更好地配合医师，将治疗与生活有机地联系在一起。

（1）用正确的态度来对待青光眼：许多患者对青光眼知之甚少，错误地认为得了青光眼一定会失明，其实不然。我们要从观念上发生改变，要学会与青光眼共存。具体表现为：从诊断为青光眼开始的数月或数年内，在我们的生活中要开始纳入并适应青光眼的治疗，我们仍要继续以往的日常生活，而不需要让生活来一个剧烈的变化。也许你会担心失明，但你要在以后的生活中学会怎样使青光眼变成一个可以自我掌握，而不因过分担心而吓倒。适应的另一部分，是习惯于按医师的规定经常进行眼睛的复查，习惯于每日用药，以及对可能要行眼部手术有一定的心理准备。

（2）有条件者应主动参加医院组织的青光眼患者活动（如青光眼患者俱乐部），学会与其他人交流。当你与信任的人或其他患者交谈后，你的忧虑会有所减轻。与其他人交流对慢性疾病的感受和看法，可能更会对自己有所帮助。其次，不要让青光眼限制你的日常生活，应按照医生的嘱咐及时进行随访检查。此外，要了解自己的其他全身疾病以及药物过敏史，最好能知道自己所用的是什么药，应告诉为你看病的其他医生你患了青光眼以及你正在用什么药治疗，应在全身用药之前向医生说明以上情况，以便医生选择用药，避免一些抗青光眼药物的副作用。

综上所述，青光眼患者切勿悲观失望，要有乐观积极的心态，保持良好的心情，以顽强的意志和青光眼做持久的斗争。

4. 未行手术的青光眼患者是否不能多喝水

有人认为："得了青光眼就要少喝水，即使是口渴也应限制饮水"；也有人认为："喝水不会增高眼压"。其实，这两种认识都是不妥的。青光眼患者是应该多喝水还是应该少喝水，与青光眼类型有一定关系的，下面我们来一一介绍。

未行手术的青光眼患者，特别是闭角型患者在短时间内摄入大量水分，会因房水生成增多引起眼压升高，有时可能引起急性发作。然而，从另一方面来说，口渴是机体的生理信号，表明体内缺水，应该及时补充，否则可能造成机体内水和电解质的代谢紊乱，给身体带来不良后果，尤其是老年人和某些疾病患者如高血液黏度等。严重的脱水可能促使血栓形成，诱发脑血管意外或心肌梗死。因此，青光眼患者应该正常地生活，不需要限制饮水。但对于未做手术的青光眼患者，尤其是闭角型青光眼患者，应避免在短时间内摄入大量水分。

对于开角型青光眼患者，由于其发病机制不同于闭角型青光眼，视神经损害的机理可能与血液循环不良（高血黏度等）有关，因此，适当的饮水是有利无弊的，加上适度的有氧运动，可以促进机体的新陈代谢，可能对病情有所改善。

青光眼患者若在手术后出现因房水流出过畅而导致低眼压、浅前房时，不但不限制饮水量，有时还需鼓励患者多饮水以增加房水生成，保持理想的前房深度和眼压。对于已做了青光眼手术，眼压控制得很好的患者，可以如正常人一样饮水，但要避免饮用浓茶、咖啡、可可等刺激性饮料，因为这些饮料对神经系统容易产生兴奋作用，影响自主神经系统的稳定性，可能会使眼压升高。

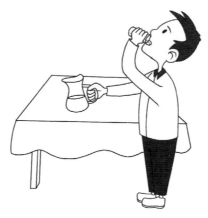

青光眼患者要注意适当饮水

5. 青光眼患者可以吃和不宜吃的食物有哪些

一般来说，青光眼患者不需要忌口，但要合理饮食。青光眼性视神经损害可能与视神经的血液循环障碍有关，因此，饮食清淡些为好，要避免高脂肪、高糖等食物，勿吃辣椒等刺激性食物，不要吃容易口渴的油炸食物。应增加粗纤维食物，多吃富含维生素 A、维生素 B、维生素 C、维生素 E 等抗氧化物食品，如新鲜蔬菜、水果、适量猪肝、鱼、肉、粗粮、植物油等；多食用黄花菜、佛手、桂圆、红枣、枸杞、花生、核桃、豆浆、茯苓、童子鸡、猪肉、牛肉等补益肝肾的食品；若无糖尿病，可选用含糖较多的食品，如蜂蜜、赤小豆、西瓜、丝瓜等，具有利尿的作用，可使血液渗透压升高，加快眼内房水的吸收，减少房水的生成，有利于降眼压。饮食要有规律，不暴饮暴食，进食不宜过饱，进食速度宜慢，这对稳定血管神经和内分泌系统有益。

6. 青光眼手术后是否需要进食"补品"

我们知道，青光眼的手术目的是在眼球表面建立一个让房水流出的引流通道，将眼内的房水顺利地引流到眼球壁表面的结膜下，改变因房水流出不通畅所致的眼压升高。很多人认为，既然做了手术，为了让伤口尽快愈合，就应该通过饮食来"补"。于是，很多青光眼患者术后大量进食高蛋白食物，如鱼、鸡、蛋、肉、甲鱼、海鲜等。殊不知青光眼术后是不需要"补"

的。因为青光眼的手术范围小，对眼组织损伤极轻微，术中出血极少，更没有体内物资的损耗；而且，为了建立新的房水引流通道，不希望或应防止滤过伤口愈合过快，特别是眼球壁内层的切口，愈合得越慢越好。前面已经提到，有时需在手术中联合应用抗代谢药物，以延缓切口的愈合。因为，内层切口一旦愈合，就表示手术滤过口区的瘢痕形成，新的房水流出通道会阻塞，眼压势必会再度升高，这就意味着手术可能会失败，术后可能还需要加用降眼压药物或以后需再次行抗青光眼手术。尤其是年轻人及瘢痕体质的患者，更应该避免高蛋白质和高脂肪的饮食。因此，青光眼患者在手术后，饮食应该清淡，以新鲜蔬菜、豆制品、水果等为主，可适当进食肉类、蛋、牛奶等，但切忌"大补"。

7. 多吃维生素对青光眼有好处吗

相信很多人都听过这样的话："多吃点胡萝卜，它会让你的眼睛变明亮。"为什么会这样说呢？那是因为胡萝卜中含有丰富的维生素A，而维生素A对视觉的形成起着很重要的作用。同样，其他的维生素也会对眼睛有益。维生素是人体所必需的，就如同蛋白质、脂肪和碳水化合物一样，是缺一不可的。维生素A、维生素C和维生素E属于抗氧化的维生素，它们能从不同来源的水果和蔬菜中找到，比如橙子、猕猴桃、杏、绿叶蔬菜、西红柿、胡椒、胡萝卜等，同样也能在坚果、奶制品和鸡蛋中找到。

富含维生素A的食品有动物肝脏、蛋黄、牛奶及奶制品、黄绿色的蔬菜瓜果（如花椰菜、南瓜、红萝卜、杧果）等。此外，对于低龄幼儿，还可以通过适量服用鱼肝油来补充维生素A。

维生素C的主要功能是抗氧化、防止视网膜受到紫外线的伤害和晶状体老化、增加眼睛里细小血管的韧性及修护细胞。深绿色和黄红色水果里维生素C最多，如石榴、番茄、草莓、葡萄、柚子等，所以应该保证每天吃一定量的水果。

但是，维生素并不是越多越好，它和任何其他营养物质一样，只要有一定的量就可以了，多余的部分人体并不能吸收，反而造成了浪费。因此，如果通过合理的饮食摄入了足够的新鲜水果和蔬菜，则没有必要服用补品，更没有必要将维生素药丸当作灵丹妙药来服用。

8. 对青光眼患者的生活与工作习惯的建议

青光眼患者生活要有规律，需要科学地安排日常起居。

（1）工作习惯

青光眼患者要注意劳逸结合，保持脑力劳动和体力劳动的相互协调，因为过度疲劳可以影响自主神经系统，即交感副交感神经系统的稳定性，从而可能诱发眼压升高导致病情进展。

业余时间应多活动，以促进血液循环。每日在办公室工作者，工作前后做适当的散步活动。还要多与朋友交往，这比坐在家中看电视、玩手机刷微信一直到深夜要好。少玩紧张刺激的游戏，因为精神紧张会导致自主神经功能紊乱、影响眼压；同时，缺氧会对血管造成损害。

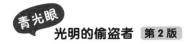
（2）对环境的要求

在日常生活中，青光眼患者需要保持周围环境的安静舒适，房间要色调柔和、光线充足、通风良好、温度适宜。

（3）看电影、电视和用手机时的注意事项

不要长时间看电视及电影和玩手机，看电影、电视，刷手机微信，最多不超过 2h，而且 40～60min 左右最好能休息一会，离开屏幕并按摩眼球和做眼保健操，或眺望远处；不要在光线较暗的环境中看电影、电视和用手机，看电视和用手机时要有一个弱灯光照明。原因是在暗环境下瞳孔散大，晶状体与虹膜之间的接触面积增大，影响房水的正常循环，使房水排出受阻，导致闭角型青光眼患者的眼压升高，病情加重。另外，青光眼患者要尽量少看情感波折的电视、电影，以免因精神紧张导致眼压升高。

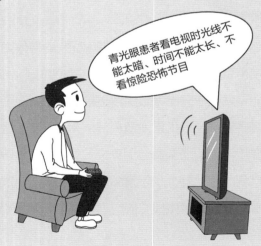

青光眼患者看电视时光线不能太暗、时间不能太长、不看惊险恐怖节目

青光眼患者不要长时间及在光线较暗的环境中看电视

（4）睡眠和大便习惯

青光眼患者每日要有足够的休息和睡眠时间，不要过度疲劳。睡眠不足或劳累过度，均可成为闭角型青光眼急性发作的诱因（前面已经提到）。睡眠时间每天最好不少于 8h，睡眠时要保证质量；如果有失眠的习惯，在夜间失眠时应将灯打开，避免在暗环境下因瞳孔散大而造成的急性眼压升高；睡枕的高度以 15cm 左右为宜，以减少因头部血液回流缓慢引起的眼压升高；睡觉时应尽量避免仰卧而采取侧卧的姿势，这样能有效防止静脉回流障碍产生的眼压升高。每晚临睡前用热水泡脚，既可以扩张静脉血管，减少头颈部的血液容量，降低上巩膜静脉的回流压力，防止眼压的升高，又可以提高睡眠质量，降低眼压波动。

同时，要少吃辛辣和刺激性强的食物，如辣椒、大葱、胡椒等。保持大便通畅，要尽量避免便秘，因为便秘时会增加腹腔内压，使头颈部的血液回流受阻，导致上巩膜静脉的压力增高而使眼压升高。

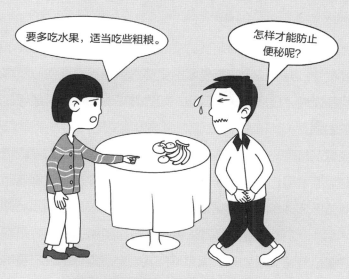

青光眼患者要保持大便通畅，尽量避免便秘

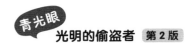

（5）青光眼患者日常穿戴中的注意事项

青光眼患者平时衣着要尽可能宽松，最好是不要系领带或穿高领衣服，也不要束过紧的腰带，爱美的女士不要束过紧的文胸。如果一定要穿，要记得给自己的脖子留点"空间"。一项新的研究表明，领带或衣领过紧时容易诱发青光眼。因为颈部血管受压迫会导致头颈部血液回流受阻，从而引起眼压升高，结果引发青光眼。另外，戴太阳眼镜也会因为光照减少使瞳孔放大，加剧眼内房水循环障碍，使本来就已经很高的眼压进一步增高，导致病情恶化，因此在室内不宜戴太阳镜或有色眼镜。对于青光眼术后早期的患者来说，需扩大瞳孔以防止虹膜后粘连，故可在户外佩戴太阳眼镜以减少进入眼内的光线，避免瞳孔缩小及怕光。

（6）日常生活中对眼睛的照顾

要保持眼睛清洁并远离刺激。女士们对眼部化妆品应格外小心，以防止引起过敏。有一些治疗青光眼的眼药水点用后可能使眼睛感到痒、涩或者视物模糊，应避免揉擦眼睛。如果做了眼部手术，最好在游泳时戴上防护眼镜。

已经做了抗青光眼手术的患者在手术后不可随意用力揉眼睛，并且要避免碰撞手术眼。术后眼压低于 6mmHg 者，应适当限制活动，但并不需要完全卧床休息，除非伤口有活动性出血等较严重的术后并发症发生。在术后 1~2 周内避免用力咳嗽、擤鼻、便秘、连续打喷嚏、过度伸腰或弯腰以及背负重物等，以免增加头部静脉压，出现严重的术后并发症。

9. 青光眼患者怎样才能保持健康的心·理

（1）青光眼患者注意心理健康的意义

在日常生活中，青光眼患者常有体会：如果今天心情不好，眼压可能就会高一些；如果今天心情舒畅呢，眼压可能就会控制得低一些。这是怎么回事呢？这是因为青光眼不仅仅是一种身体上的疾病，而且是一种典型的心身疾病，情绪的波动会使眼压控制不佳而导致病情进展，健康的心理、开朗的性格可延缓疾病的发展，有利于在有生之年都能保持较好的视力。因此，对于任何一个青光眼患者而言，除了要在日常生活中注意饮食、保持良好的生活习惯、避免过度吸烟饮酒等以外，更要注意心理的健康。

（2）青光眼患者常见的错误心理

青光眼是终身眼病，有些患者得知自己患青光眼后非常恐惧、悲观，好像得了"绝症"，对治疗缺乏信心，不积极配合治疗，甚至产生了自暴自弃的想法；也有些患者认为可能是医师吓唬自己的，根本不相信医生的诊断。这两种观点都是非常错误的，虽然青光眼是一种不可治愈的疾病，但却是可控制和治疗的，只要患者认真对待就不会失明。事实上，绝大多数的青光眼患者，通过积极的药物和手术治疗，使病情得到了有效的控制，能终身保持良好视力；少数病情控制不佳的患者，只要自己认真对待，通过治疗还是可以保存有用视力，或尽量延缓失明时间的。因此，青光眼患者，首先要过心理关，也就是说，要在心理上正视它，在行动上认真对待它。一旦诊断为青光眼，就要有打持久战的心理准备。

（3）青光眼与精神因素的关系

青光眼患者要有良好的心情，始终保持乐观的情绪，尤其是对生活中不如意的事情更要保持乐观，不要因此而影响个人情绪。有一项对青光眼患者精神状况的调查研究显示：青光眼患者的性格与心理特征往往表现为焦虑、急躁（脾气急）和抑郁（闷闷不乐），这些不良的情绪对青光眼有着明显的不利影响。从发病的个人心理因素看，闭角型青光眼患者性格偏于内向，对外界社会环境适应能力差，并且偏于忧虑、抑郁、情感稳定性差，而抑郁和暴怒是青光眼的诱发因素。人际关系冲突以及工作压力太大等都可以导致心理紧张、情绪不稳，而经

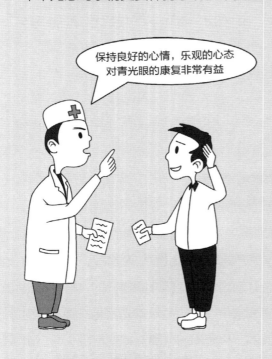

保持良好的心情，乐观的心态
对青光眼的康复非常有益

**青光眼患者要有良好的心态，
始终保持乐观的情绪**

常暴怒、精神长期紧张的人，其交感神经的张力易于增高，临床上表现为血管痉挛、血压上升、血黏度升高、眼压波动大等病理生理变化，这些因素都可以导致视神经供血不足、供氧减少，加速视神经的损害。另外，春季变化多端的气候和不稳定的气压也可能使患者的眼压受到干扰。在春天，人们的情绪容易激动，情绪的激动可能会引起血压升高、血管痉挛，致使青光眼患者的眼压进一步升高；同时，情绪波动能够诱发急性闭角型青光眼的发作。这两种机制都可能对青光眼患者的视神经造成进一步损害，加快青光眼病程的发展。

（4）青光眼患者如何保持健康的心理

青光眼患者，尤其是闭角型青光眼患者，在日常生活中要善于自我排除各种因素的干扰，学会自我调节、自我控制，保持心理健康，与周围人和睦相处。业余时间可从事一些有益于身心健康的文化娱乐活动，可以通过琴、棋、书、画、音乐、戏曲、旅游等方式陶冶情操，优美的乐曲能促进分泌有益于健康的酶、激素、乙酰胆碱等，调节心血管功能，安抚神经活动，平衡心理。此外，要有宽广的胸怀，避免情绪激动、过度疲劳、大喜大悲，也不要因为一些生活琐事而纠缠不休、大发脾气，以减少疾病的诱发因素。据临床观察，青光眼患者多为性情急躁、心胸狭窄、容易激惹的神经类型，因此，青光眼患者平时生活上的调养是非常重要的，要使自己始终处在心情舒畅，生活无忧无虑、心胸开阔及性格开朗的最佳状态。

虽然，心理治疗不能取代手术及药物治疗，但通过对青光眼患者的心理支持和疏导，对于稳定情绪，缓解症状的确有重要的作用。

10. 青光眼患者在日常生活中的注意事项

　　除了吃饭、睡觉、工作以外，在日常生活中我们还有很多事情可以做，比如体育活动、娱乐、学习等等。在诸如此类的活动中，哪些是青光眼患者应该注意的呢？

（1）体育活动与青光眼

👁 为什么青光眼患者要进行体育活动？

　　有些青光眼患者得了青光眼后产生这样的错误认识：得了青光眼就像得了绝症，什么事情都不能做，既不能看书报，也不能用眼，更不用说参加体育活动了，只能呆在家里点眼药水。其实，青光眼患者与正常人一样是能够进行体育锻炼的，特别是力所能及的身体锻炼，因为通过适当的身体锻炼，可以强健我们的体魄，从而达到身心健康的目的；另外，适当的体育锻炼可以使我们的血管处于轻度扩张状态，从而降低上巩膜静脉对房水流出的回流阻力，起到降低眼压的作用。

👁 青光眼患者参加的体育活动需要注意哪些事项？

　　首先，青光眼患者要避免剧烈运动，如踢足球、打篮球、打排球、大运动量的跑步、跳健身操以及任何器械健身等。因为剧烈运动可以使全身的血液重新分布，使四肢的血液量明显增加，而头部与内脏的供血量减少，这样使得本就供血不足的视神经更加缺血、缺氧；同时，剧烈运动使四肢的血管扩张而头部与内脏的血管收缩，导致巩膜上静脉回流的阻力增加，最终出现眼压的升高。另外，青光眼患者术后如果做剧烈运动，可以使本来就很脆弱的血管破裂，引起眼内出血、视网膜脱离、脉络膜脱离等较严重的眼部并发症，更有甚者，有可能导致失明。因此，青光眼患者一定要避免剧烈运动，也不能干重体力活。

其次，青光眼患者不可做长时间低头、弯腰或蹲下的运动，如瑜伽的倒立动作、举重、仰卧起坐等。因为长时间的低头、弯腰或蹲下的运动可以使颈静脉的血液回流阻力明显增大，使巩膜上静脉的回流阻力增加，从而使青光眼患者本来就比较高的眼压进一步升高，加重了对视神经的损害，使病情加重。

青光眼患者可以进行的体育活动有哪些？

青光眼患者要适当增加户外锻炼，因为适度的体育锻炼既可以使我们全身的血管扩张，降低巩膜上静脉的回流阻力，从而降低眼压，又可以增加视神经的供血，给视神经提供更多的营养。更重要的是，适当的体育锻炼，特别是户外活动，可以使青光眼患者接触更多人群，使自己不再只关注疾病本身，而把注意力更多地放在生活上，使患者的心情舒畅，有助于疾病的康复。因此，青光眼患者要在专科医生的指导下进行适度的运动，如散步、做操、登山等，都有助于青光眼患者保持身心的健康，对终身控制疾病有益。

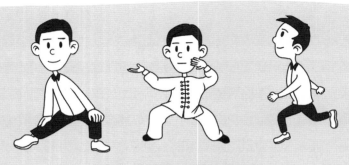

青光眼患者要适当增加户外锻炼

（2）开车与青光眼

很多青光眼患者在未诊断青光眼前，已是职业汽车司机，而且随着生活水平的不断提高，已经有越来越多的家庭和个人拥有了小车，其中一些青光眼患者也加入了驾驶员的行列。那么，作为一个青光眼患者，能够如正常人一样的开车吗？

事实上，青光眼患者视野已经受损，在昏暗光线下对比敏感度也有不同程度的下降，开车时可能会影响对周围环境的判断能力，而且晚期青光眼患者，其视野很窄，在开车时，就只能看见前面的物体，根本就不能看到周边的人或物，也就无法对车的位置做出正确的判断，因此，容易发生交通意外。所以，对于一个青光眼患者而言，如果是职业司机，不管其病程是在早期，还是中、晚期，最好能够改变职业；如果是非职业司机，其青光眼的病程是在早期，可以按国家制定的汽车驾驶员申请执照的规定，由专科医生进行视野检查后方决定是否可以驾驶汽车。对青光眼患者来说应持谨慎态度，按各人青光眼病程进展程度选择开车的时间、地点，尽可能在白天驾驶，选择在熟悉环境中的宽广街道、行人较少的马路上驾驶；如果进入病程中、晚期，为了自身和他人的安全，最好不要开车。

11. 天气变化对青光眼患者有哪些影响

  天气也是诱发青光眼的重要因素。天气变化与季节交替对人眼的生理功能有很大的影响。青光眼多发生在冬春季，一般在突发强冷空气入侵的 24h 内发作。如果强冷空气袭来，气温骤降，眼压可能出现较大的波动。冷空气之所以诱发青光眼，是因为天气变化时影响体温调节中枢，通过自主神经干扰血压而使眼压波动，进而引起发病。闭角型青光眼发病多见于黄昏、傍晚、阴沉天气以及寒冷季节，因为在这样的天气情况下，人们的瞳孔较大，容易造成瞳孔阻滞，从而诱发眼压升高。故青光眼患者在寒冷季节应关注天气预报，少在照明不足的室外停留，在家中也要保持光线充足；强冷空气来临时尽量不外出，在温暖晴朗的天气下要适度参加户外活动，避免眼压升高；在骤冷骤热的天气情况下要防治感冒，因为咳嗽、打喷嚏等都会诱发眼压升高。

12. 烟酒与青光眼

  很多青光眼患者，尤其是男性患者，一般有吸烟、饮酒的嗜好，大多数患者每天吸烟 10 ～ 20 支，更有甚者每天吸烟达到 2 包；饮酒也是毫无节制，天天喝、餐餐喝，并且常常喝醉。过量饮高浓度的酒，可能会损伤视神经，特别是青光眼患者可严重影响预后。世界卫生组织对青光眼患者提出的口号是"戒烟、限酒"，也就是说，对于青光眼患者而言，务必不要吸烟，但可以少量饮酒。因为香烟中所含的尼古丁可引起视神经血管痉挛、视神经缺血，使青光眼患者的视神经损害加快加重。对于有饮酒习惯的患者，喝酒后脸色发红的（毛细血管扩张）人，可以少量饮用红葡萄酒，每天以 50ml 为

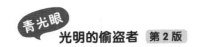

宜，因为饮酒后脸红的人，少量饮酒可以使其颜面部的毛细血管扩张，营养视神经的血管也可能扩张，从而增加了视神经的血液供应，达到减缓青光眼性视神经损伤的目的。不能过量饮酒，因为过量饮酒，特别是醉酒时，其全身的血管是收缩的，就如同那些喝酒后脸色发白的（血管收缩）人，酒精使其颜面部血管收缩，减少了视神经的供血，从而加重青光眼性视神经损伤。因此，喝酒后脸色发青、发白的青光眼患者，最好不要饮酒或戒酒。对刚刚做完抗青光眼手术的患者，最好不要饮酒，因为饮酒后血管扩张，可以导致手术后伤口出血。

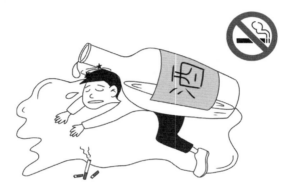

青光眼患者要"戒烟、限酒"

13. 运动会影响眼压吗

日常生活中，影响眼压的因素诸多，如运动、生物节律、情绪波动、天气等。运动能够降低多种全身系统性疾病发生和发展的风险，如糖尿病、高血压病及其他心血管病等，它对眼部的影响主要体现在眼压、眼部血流等方面。早在1963年就有研究发现，运动可以降低眼压。目前认为运动对眼压的影响主要与运动的强度和体位有关。步行、慢跑、骑自行车、游泳等运动，可将眼压降低1~5.6mmHg；而长时间用力握拳、吹奏管乐器、举重等运动可导致眼压升高；在练习瑜伽时采用倒立姿势以及Valsalva动作（即深吸气后，在屏气状态下用力呼气并维持 10～15s）也可以引起眼压升高。因此，青光眼患者进行健身锻炼时，要考虑运动的强度、体位等。

14. 哪些全身疾病用药时会加重或诱发青光眼

青光眼患者特别是年老的患者有时会合并某些全身病，为了医疗安全，患者必须了解自己患了什么全身病以及治疗药物的名称及用药方法，使眼科医生及内科医生相互都能了解，以便关注某些药品可能对青光眼产生的副作用。临床上，对于合并青光眼的全身病患者，若需要使用以下几类药品时，则要十分谨慎。

（1）口服或肌肉注射阿托品类药物可使瞳孔散大，导致闭角型青光眼患者眼压急剧升高，因此闭角型青光眼患者，尤其是未行任何抗青光眼手术的患者，患胃肠疾患就诊时应告知医生自己有青光眼病史，以避免使用阿托品类药物。

（2）冠心病患者常用药物有硝酸酯类如硝酸甘油、戊四硝酯、亚硝酸异戊酯、异山梨酯等。这类药物在有效地扩张冠状动脉，改善心肌缺血的同时，也扩张眼部的血管，导致房水生成增多和眼压升高，同时扩张的血管还容易引起眼部出血，加重病情。因此，老年青光眼患者要慎用硝酸类药物。如果冠心病发作必须应用硝酸类药物时，剂量不宜大，用药时间不宜长，并注意观察有无青光眼病情加重的表现。

（3）胆结石患者在并发胆囊炎的时候常用抗胆碱药物，如阿托品

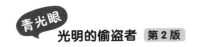

及其衍生物如东莨菪碱、山莨菪碱、后马托品等，胃病患者常用的药物如溴丙胺太林、溴甲胺太林、格隆溴铵、奥芬溴铵、地泊溴铵、贝那替秦及溴甲阿托品等，均为抗胆碱类药物，这类药物能使瞳孔开大肌收缩，使虹膜堆积在前房的周边部，导致前房角变窄，从而阻碍房水外流，造成眼压升高，使病情加剧。因此，老年青光眼患者如果并发胆结石、胃病应必须慎用此类药物，如果一定要用，最好能在眼科医生的指导下使用。

（4）过敏性疾病常用的药物为抗组胺药，如盐酸苯海拉明、异丙嗪、氯苯那敏及赛庚啶等，这些抗组胺药也有一定的抗胆碱作用，同样可使瞳孔开大肌收缩，阻碍房水外流，使眼压升高，加重青光眼患者的病情，因此应慎重使用，或者在专科医生的指导下使用。

（5）抗震颤麻痹药，如苯海索、丙环定、甲磺酸苯扎托品、比哌立登、金刚烷胺等药物也有中枢性抗胆碱作用，可引起瞳孔散大，因此青光眼患者应慎用。

（6）闭角型青光眼发作常与情绪及睡眠有关，发作时大多需要镇静剂辅助治疗，但是地西泮的使用说明书中却写有青光眼患者慎用，这是为什么呢？

大部分闭角型青光眼及部分开角型青光眼早期常有眼胀、头昏、头痛等症状，如果能早期就诊按青光眼治疗，病情可控制，如果患者口服地西泮或索米痛片类药物，症状虽可缓解，但却失去了早期治疗的时机，最终导致病情加重，视功能受到损害甚至失明。另外，服用低剂量（10mg）的地西泮时往往可同时降低眼压，而较大剂量（20mg）时则使瞳孔扩大，致房角关闭，影响房水流出，引起眼压升高。可能与地西泮对脑干网状结构的上行激活系统抑制作用有关。因此青光眼患者应慎用地西泮，或在医生指导下应用。

此外，抗抑郁药氟西汀、帕罗西汀、氟伏沙明（选择性 5 羟色胺再摄取抑制剂）和文拉法辛（5-羟色胺去甲肾上腺素再摄取抑制剂）已证实可诱发急性闭角型青光眼，通常可在数天内发生，其诱发闭角型青光眼的机制尚不清楚，可能与此类药物抗胆碱作用及升高 5-羟色胺的水平有关。三环类抗抑郁药丙咪嗪和四环类抗抑郁药马普替林的抗胆碱作用较强，可导致瞳孔散大、眼压升高，甚至引起急性闭角型青光眼的发作。

15. 青光眼与脑部退行性疾病有关联吗

有研究表明，老年性痴呆患者更易患青光眼，而且他们对青光眼性视神经损害更为敏感或抵抗力更差。有学者认为，青光眼就是眼部的老年性痴呆，由此推理，是否青光眼人群更容易患老年性痴呆呢？但目前相关研究未发现青光眼患者老年性痴呆的患病率增加，提示青光眼就是眼部的老年性痴呆的说法并不确切，但老年性痴呆在中枢神经系统改变类似于青光眼，包括病理变化、神经细胞凋亡等，似乎认为老年性痴呆是中枢神经系统的青光眼有一定道理。另外，帕金森病患者的青光眼患病率，显著高于普通人群，提示这两种看起来没有关系的疾病在某个层面上可能有一定关联性。此外，通过对原发性开角型青光眼患者研究发现，受试者的视锐度、对比敏感度、中心视野平均缺损及视网膜电图的振幅与大脑中动脉的血流平均速率密切相关，青光眼引起的外侧膝状体、视皮质损害属于跨突触性损害范畴，顺行性和逆行性跨突触损害均存在。综上所述，青光眼与多种脑部退行性疾病具有相似的临床症状和体征，而且在神经损害机制方面有共同之处，提示青光眼与脑部退行性疾病有关联。

16. 青光眼患者服用中药应注意什么

眼压增高是青光眼发生发展的主要危险因素，而眼压的增高又与房水产生过多或排出障碍有关，有些药物能够促进房水生成增多或阻碍房水回流，服药后可能加重病情，对此应当加以注意。某些中药，如含颠茄类生物碱的颠茄、洋金花、天仙子、闹羊花、华山参、曼陀罗及其制剂华山参片、止喘灵注射液、颠茄酊（片）、心宝丸、冠脉苏片、夏天无片或眼药水等，均有抗胆碱作用，能升高眼压，加重青光眼患者病情，因此青光眼患者应慎用，或在眼科医生的指导下使用。另外，由于中药的服用是以汤剂为主，因此患者每次服用中药时就如同在短时间内一次性摄入了大量的水分，有可能造成眼压的急剧升高。所以，青光眼患者应尽量避免服用中药的汤剂，如果必须服用，最好咨询专科医生或者在专科医生的指导下服用。

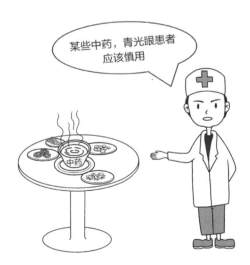

某些中药，青光眼患者
应该慎用

某些中药能升高眼压，青光眼患者应慎用

17. 阅读、电脑、手机与青光眼

　　随着社会发展和科技进步，电脑、智能手机已经融入了我们的生活，尤其是在城市。电脑、智能手机在给我们带来方便的同时，也给我们的青光眼患者增加了危险因素。一项研究显示，每天面对电脑屏幕 9h 或更长时间的人，尤其是那些眼睛近视者，患青光眼的概率是视力正常者的两倍。其原因可能是：已经发生近视病变的眼球中的视神经比起正常眼球中的视神经更容易受到伤害，而长时间的使用电脑就可能是造成这种伤害的一个原因。因此青光眼患者一定要注意用眼卫生，因为人们在阅读和使用电脑、手机时，眼内有一群叫作睫状肌的肌肉在努力地工作（肌纤维收缩），使晶状体的曲度加大，让我们能清楚地看书阅读、写字以及使用电脑、手机。如果我们没有注意用眼卫生，这些辛勤工作的睫状肌会更加容易疲劳，同时，晶状体的曲度进一步增加，多种因素均可以导致眼内的房水流出阻力增大，诱发眼压的升高。因此，我们在阅读、伏案工作以及使用电脑时，摆放电脑屏幕的位置要适中，屏幕背后最好有足够的空间让眼睛看远；屏幕必须干净，并把屏幕的亮度和颜色对比度调至最舒适的状态，使眼睛不易疲劳；阅读或写作时的光线必须充足柔和，光线必须来自两边，而不是来自前后面；要调节好灯光与眼睛及书本（或屏幕）的距离；要有正确的姿势，不要长时间低头用眼，更不要过度用眼，阅读或伏案工作 1h 左右就应休息片刻，进行远眺。使用电脑或手机，每 20～30min 让眼睛休息片刻，休息时最好离开座位，进行适当的全身活动。

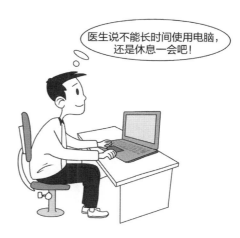

青光眼患者要合理使用电脑

18. 患青光眼能乘坐飞机吗

飞机是当今较理想的交通工具，随着人们生活水平的提高，出差、旅游、探亲、访友等乘飞机的机会越来越多。但是，空中飞行会对人们的生理功能产生一些特殊的影响，例如飞行中加速度容易导致晕机，大气压力降低的机械作用容易引起胃肠胀气、航空性中耳炎和航空性鼻窦炎，高空中缺氧也会引起不同程度的反应。

那么，青光眼患者能不能坐飞机呢？

对这个问题要做具体分析，不能一概而论。一般来说，对于病情处于早期、治疗后眼压控制稳定、视野和视功能也没有进行性恶化的患者（而且不合并高血压或心脏病等其他严重疾病），应该是可以乘坐飞机的。但是，如果是刚刚接受过青光眼手术，或处于急性青光眼发作期或先兆期以及各种青光眼的晚期、视神经损伤严重、残留管状视野者则不适于乘坐飞机。因为飞行中常常伴有加速度改变、大气压力降低、缺氧等情况，加上人体的应激反应以及长途飞行引起疲劳、兴奋等因素，可能导致眼压波动或眼底视网膜与视神经缺氧，加重青光眼病情。

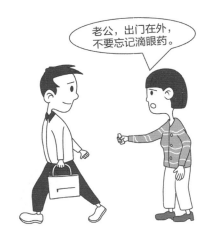

眼药水要按时滴用，外出时更要随身携带

19. 合并有青光眼的近视眼患者能做激光近视矫正手术吗

激光近视矫正手术（包括角膜原位切削术、角膜上皮下原位切削术、表层角膜原位切削术、准分子激光角膜切削术、全飞秒、半飞秒等多种术式）是目前临床上用于矫正 100 度到 800 度近视的有效方法之一。但是，从事青光眼专业的眼科医生认为，对于青光眼合并近视的患者来说，激光近视矫正手术是禁忌的。禁忌的原因主要为以下几点。

（1）激光近视矫正手术的一些术式在操作过程中需要进行负压吸引以固定眼球。这种负压吸引会在短时间内使眼压急骤升高，可高达 60mmHg 左右，并维持 10～20s。这种急剧升高的眼压，将对青光眼患者的视神经多少会产生损害，导致视功能降低。对于晚期青光眼患者，甚至有失明的危险。

（2）激光近视矫正手术后，大多数患者都要接受糖皮质激素类眼药水滴眼，以便减轻术眼的炎症反应以及抑制角膜上皮的过度增殖或角膜基质的修复。如果这些眼药水的浓度较高或使用时间过长，可引起眼压的不断升高，从而加重青光眼视神经损害。此外，高度近视患者本身对激素具有高度敏感性，局部点眼后容易引起眼压升高。

（3）激光近视矫正手术需要将角膜削薄一些，方可矫正近视。若在被削薄后的角膜上进行眼压测量，所测得的眼压值要比正常厚度角膜所测得的眼压值低一些，因而不能得到患者的真实眼压值，可能会对医师及患者了解真实眼压值产生影响。此外，若眼压升高，没有得到有效控制，会引起较薄角膜的曲率变大或眼轴增长，导致近视度数加深，手术后近视反弹，仍需佩戴眼镜。

20. 为什么青光眼要定期随访

一旦确诊青光眼就应该积极治疗，包括药物、激光手术和常规手术治疗。由于青光眼患者是致盲的高危险人群，故需要终身定期随访。具体原因如下。

（1）多数青光眼患者的病程缓慢进展可长达终身，即使眼压升高，患者也往往感觉不到，如果不进行长期的定期随访复查，可能会在不知不觉中逐渐丧失有用的视功能。

（2）一部分青光眼患者即使采取了治疗措施，但不一定都能满意地控制眼压，或者眼压虽已控制，但视神经病变仍在悄悄地进展，只有定期随诊复查才可以发现这种情况，便于医生及时调整治疗措施。

（3）青光眼的治疗可能会有副作用和并发症。如果不进行随诊复查，这些副作用和并发症将会对青光眼患者造成危害。

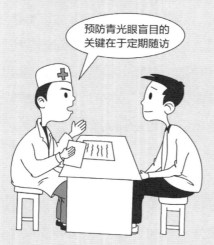

预防青光眼盲目的关键在于定期随访

青光眼是一种慢性疾病，要定期随访

（4）青光眼长期用药会使患者感到不便，治疗的顺从性降低，只有通过定期复查，使患者了解自己的眼压、视神经及视野状况，才能提高患者对治疗的顺从性，从而接受治疗和配合治疗。

总之，青光眼是终身性的慢性眼病，要避免盲目，就需要医生和患者的共同努力，定期随访尤为重要。

21. 青光眼定期随访的时间有什么要求

青光眼患者定期随访的时间可按以下原则来安排，但具体时间需征求医生意见。

（1）行手术治疗的患者：如果手术过程顺利，术后早期无并发症发生，一般术后每天检查1次约1周。以后根据手术眼的恢复情况，可每1~2周观察1次，至1个月。以后每月复查1次到手术后3个月时，眼压降低达到目标眼压者，可以改为每3个月观察1次。

（2）接受药物治疗的患者：如果眼压控制不良，需要每周复诊1次，医生会对用药方案进行调整；如果眼压能控制在目标眼压水平，则1~3个月观察1次。

（3）经治疗（不论手术、激光、药物治疗或者联合治疗）后眼压下降达到目标眼压范围且视野及视神经损伤未进展者，每年要复查2~3次。

（4）对于有医疗条件者，应坚持每月到医院复查1次；无条件者，在眼压及视功能一直保持稳定时，至少每年复查1次。否则，应根据不同情况缩短复查间隔时间，以便随时做出处理。

以下是美国眼科学会推荐的青光眼随诊时间安排方案，可供参考。

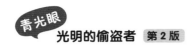

青光眼随诊时间安排方案

眼压控制情况	视神经损害情况	控制时间	门诊随诊间隔时间	视盘检查时间	视野检查时间
满意	无	<6个月	1~6个月	6~12个月	6~18个月
满意	无	>6个月	3~12个月	6~18个月	6~24个月
满意	有	—	1周~3个月	3~12个月	2~6个月
不满意	无	—	2天~3个月	3~12个月	2~6个月
不理想	有	—	2天~1个月	3~12个月	1~6个月

注：— 表示未控制。

22. 青光眼随访复查时要做哪些检查

（1）眼压

　　眼压不仅可以衡量疗效，而且可以根据测量结果调整用药和其他治疗方法。

（2）视功能

视功能的好坏可以判断青光眼的病情，包括视力及视野，尤其是视野检查，在判断视功能是否恶化时起关键作用。

（3）视盘

视神经乳头的凹陷及视盘盘沿的神经纤维组织均为判断青光眼是否发展的客观指标，其检查方法包括眼底检查及视盘和视网膜神经纤维层定量分析（OCT 及 OCTA），眼底照相等。

（4）其他

测量中央角膜厚度、角膜直径以及眼轴长度对于闭角型青光眼及先天性青光眼具有临床意义。对于手术失败病例，更需要行前房角镜或超声生物显微镜检查，以分析与明确手术失败的原因，为下一步治疗提供参考。

重要提示

青光眼复查与诊断一样，仍然以三大检查为依据，即眼压、视野与视神经损伤的状态。由此应提醒患者在长期对青光眼的诊治中一定要保存以上任何一项检查的原始资料，这才能有助于医生判断你的青光眼病程阶段及治疗的效果。这对青光眼患者是非常重要的。

23. 参加青光眼药物临床试验有风险吗

　　任何新的药物上市前都必须进行临床试验，即指任何在人体（患者或健康志愿者）进行药物的系统性研究，以在人体中证实或揭示药物的作用、不良反应和试验药物的吸收、分布、代谢和排泄，目的是在人体中确定试验药物的疗效与安全性。由于药物临床试验应用对象的特殊性，其收益和损失的不确定性，构成了其特殊的风险性。药物临床试验风险具有以下特性：首先是风险的客观性，表现为它的存在是不以人的意志为转移的，任何药物的临床试验都存在风险，青光眼药物也不例外；其次是风险的不确定性，指试验药物风险的发生是不确定的，即风险的程度有多大、风险何时会出现以及是否有可能转变为现实均是不确定的；再次是风险同利益具有对称性，风险和利益是对立和统一的，即风险是利益的代价，利益是风险的报酬。

　　《世界医学大会赫尔辛基宣言》要求使受试者最大程度受益和尽可能避免伤害，从保护受试者的角度客观上明确了试验风险的存在，并强调在人体试验中要力求减少风险。我国《药物临床试验质量管理规范》也对药物临床试验有着严格的规定，并最大程度保护受试者的权益。尽管临床试验是严谨的、安全的，但不排除有可能会有一些严重的、甚至危及生命的毒副作用，如过敏反应，当然这种概率非常低，也是可控的。另外临床试验的治疗可能无效，导致眼压控制不佳。但目前参加眼科药物临床试验或器械观察风险相对较低，多为验证在国外已经上市多年的药物或器械在中国人中的应用效果。最后，参加临床试验要比普通的看病花费患者更多的时间和精力，比如定期去试验点接受相应的复查，在医院停留时间偏长等，但这是一种奉献精神，为其他人或后代带来有效和安全的药物也是值得的。

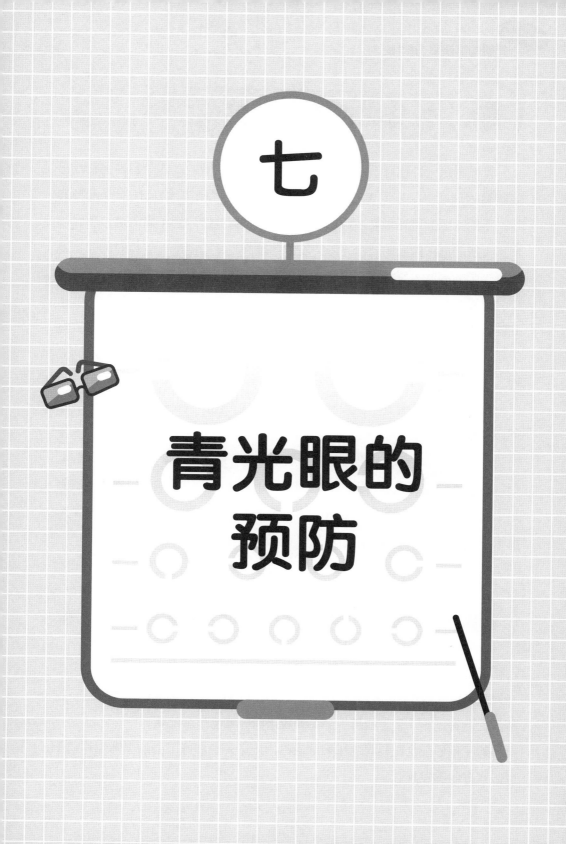

七

青光眼的
预防

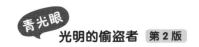

1. 青光眼可以预防吗

　　青光眼是一种致盲率很高的眼病，但由于青光眼的发病有多种因素，已知的有眼球本身结构因素、遗传因素、神经血管系统影响及环境因素影响等。不同类型的青光眼其发病机制也不一样，有些迄今还不太清楚。因此，事实上目前真正做到防止青光眼的发生与发展是不可能的。只有对那些容易患青光眼的高危人群提高警惕，进行青光眼的筛查，及时做出早期诊断及治疗，尽量避免青光眼病程进展，最大限度地保存现有的视力，才是我们要达到的预防与治疗青光眼的目的。原发性青光眼绝大部分是双眼发病，对于一只眼已发病的另一只眼，应尽早进行检查，以明确诊断，并进行相应的处理，也就是预防青光眼的发生与发展。

　　青光眼患者中有许多人没有眼部不适症状，也没有青光眼的家族史，我们建议正常人群最好在 35 ~ 40 岁间做 1 次眼科检查，以后大概每 2 ~ 5 年检查 1 次。而 60 岁以上要每两年检查 1 次。一般情况下，若有青光眼症状出现、有青光眼家族史或其他高危因素，不论年龄均应尽早到条件较好的专科进行眼科检查，眼科医生会很快告诉你是否有青光眼，这样就可以尽早采取相应的措施，尽可能地预防青光眼。

2. 如何预防青光眼的发展

　　我们虽不能决定自己是否会患上青光眼，但是如何预防青光眼的发展却掌握在自己的手中。即使已患症状比较轻微的青光眼，甚至已经因此在一定程度上危害、影响了工作和生活，都应该积极参与防治计划。

　　除了积极配合眼科医生采取的治疗措施以外，做好下面的事情也有助于预防青光眼的发展。

（1）情绪稳定，不着急、不发脾气。

（2）保证睡眠好，不熬夜工作。

（3）避免在暗室内工作，不在电影院看电影，避免长时间近距离看电视、用电脑及玩手机。

（4）少饮浓茶及咖啡，戒烟。

（5）多吃蔬菜水果，保持每日大便通畅。

（6）适当参加体育运动，但要避免过分地弯腰、低头、屏气、负重活动。

（7）避免在短时间内过多饮水。

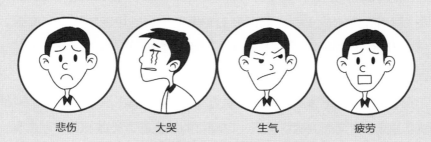

悲伤　　　　大哭　　　　生气　　　　疲劳

诱发青光眼发作的情绪因素

3. 如何避免因青光眼而失明

青光眼虽然是一种常见的不可逆转的致盲眼病，但是能够做到早期发现、早期诊断、早期治疗，就不致因患青光眼而失明，因此青光眼又是一个可以预防的失明性眼病。

如果已确诊为青光眼，千万不可失去信心。从一开始就要接受系统的正规治疗，定期检查视力、眼压、视野以及眼底变化，控制眼压达一个安全水

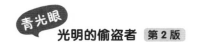
平，即"目标眼压"水平。最好与一位你认为可以信赖的眼科医生始终保持联系，医生熟悉与了解你的病情，可以及时为你提供咨询并采取相应的治疗措施。注意改变一些诱发眼压升高或可能导致青光眼发作的生活习惯，保持乐观积极的心态，不可急躁、忧郁、愤怒。如果你的职业使你不得不长时间面对电脑屏幕，建议最好能更换工作岗位。

4. 直系亲属有青光眼该怎么办

青光眼虽不是遗传性疾病，但由于眼部解剖结构异常等因素具有一定的遗传倾向，患者的直系亲属中，10%～15%的个体可能发生青光眼。有研究显示：有青光眼家族史者比无家族史者患青光眼的可能性高4～10倍。因此，如果在直系亲属中有青光眼患者，用医生的话讲就是有青光眼家族史，这是一个发生青光眼的高危因素，应该引起重视。

有青光眼家族史者需要做的就是每隔2～3年做1次眼科检查，40岁以后每年进行1次全面的眼科检查，以使可能发生的青光眼得到早期发现、早期诊断、早期治疗。同时建议其他的直系亲属和你做同样的眼科检查。

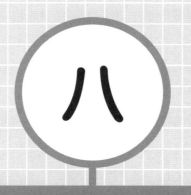

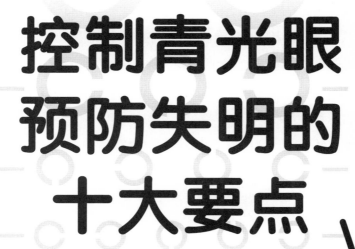

控制青光眼预防失明的十大要点

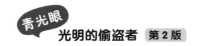

要点一： 必须知道要把眼压降低到青光眼病程不再进展的水平（目标眼压）。

要点二： 了解医师为你治疗青光眼后眼压降低到何种水平（确定目标眼压）。

要点三： 必须遵照医嘱每天按时点眼药，一种药不能少，一次也不能少。

要点四： 应用两种以上药物治疗青光眼时，点用各种眼药时至少要间隔5～10min。

要点五： 不要等完全用完了眼药后再去就医，或因不能及时就医而自行停药，很可能在你停药期间，青光眼就在发展。

要点六： 一定要保持与医师的联系，按医师的规定定期复查。

要点七： 除了测量眼压外，应定期做视野及视神经检查，不能单以眼压测量替代全面的青光眼复查。

要点八： 年老患者应注意饮食中食盐的量，避免摄入过高的盐分、过多饱和脂肪酸的食物，控制饮酒及吸烟量，保持健康的心理。

要点九： 嘱咐你的直系亲属（父母、儿女、同胞兄弟姐妹等）主动到眼科检查是否患有青光眼。

要点十： 40岁以上人群应主动到眼科筛查青光眼。

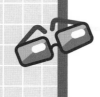

九

青光眼患者及家属的体会与故事

1. 守护心灵的窗

　　我的女儿出生于 1997 年，即香港回归那年，所有的人都沉浸在喜悦中，我们家更是。我的宝贝出生时两个大眼睛特别灵气，我觉得自己要将世界上最好的都给予她，我想每个母亲都是和我一样的心情……

　　在她 10 个月左右，我发现她怕光，每天起来时会哭好一会儿，她平时体质很好，感冒发烧的事也少有，所以没有去医院刻意检查的意识，我们误认为是她习惯性的娇气，哄哄就好了，因为从出生后这宝贝也真的是活泼可爱。一切都是在无知的状况下拖到她 14 个月时，发现她时常摔跤，见到阳光就泪流不止。这时，我才意识到严重性，带她到我们当地的人民医院检查，我永远记得当时医生说的话："你的孩子有先天性青光眼，发现的有点迟了，3 个月左右发现的话，损伤会小很多，你们赶紧去长沙治疗吧"。我更是无法忘记当时自己无法形容的心疼与自责！心如刀割，不是一个成语了。

　　我们马上打听了解到长沙中南大学湘雅二医院的蒋幼芹教授是国内这方面的专家，即刻安排去了长沙，到了医院才发现好多人来挂她的号，排队挂号是要早上 5 点开始。从未知道有这种病的我，看到那么多人同病相怜，心情沉重，有很多是老人，而我的孩子才 14 个月，真的是不敢想象以后该怎么办，恐惧感越发不可收拾。当我们好不容易排上队，我抱着孩子才站在门口时，蒋教授看到我们，很友爱地说："这孩子患有先天性青光眼，眼睛真漂亮，快进来！"这份温暖直到今日，事隔 23 年了，我仍记忆犹新。我想说，无论看到这本书的任何病友或者是患者家属，选择与信任自己的医生真的很重要，接下来就是建立良好的心态了。我们很幸运，遇上与选择了一位好医生，23 年来，我们按照医生的规定每年都去请蒋教授复查 2～3 次，可以说我们从医患关系，发展到了一份无法形容的依赖。我和女儿至今都是想将这份心底无尽的感恩回报蒋教授。因为她不只是治好了孩子的病，更是在生活上时常关心我们。对孩子的自信心建立，也指给了我很多正确的方向，还告诉我一定要注意孩子平时的心情保持，如何保护眼睛。我们因为工作的原因，2000年的时候就从湖南迁到深圳生活，可我们没有耽误过一次复查，一年去长沙两次是我们永远的时间规划。我女儿也是从小就被告知，先是要接受自己的身体与众不同。我告诉她，她的眼睛虽然不正常，但只是一个意外，我们可以用自己的正面心态与积极配合治疗和定期复查，特别要注意保护好眼睛，所以她从小就很自觉，很少看电视与玩手机。还要注意休息，看书时间不要过长，且在阅读休息时可以到户外做做体操或散步。同时我们全家人都给她足够的爱，最关键、最重要的是要给她信心。让她从心理及行为上体会到，她就是一个很重要，很特别的漂亮女孩。她也的确是很活泼自信，因为她也从根本上接受了自己先天的一丝不足，也懂得了这样一个道理，事情发生了不可怕，可怕的是自己不面对与不做好选择。

今年女儿在澳大利亚墨尔本大学完成了4年的学习，现在正在申请大学研究生学习中。我们也是始终坚持一年最少一次去长沙找蒋教授复查，蒋教授每次见到孩子的视力多年来一直保持得很好，也特别开心。每次见到她，我都很感恩与敬佩她，虽然她退休了还在坚持工作，放不下她的患者们。我们无以回报，唯有将这份信心尽一丝力量传承给千万有同样经历的青光眼患者与家属们。大家永远要有信心，尽早诊治，病来接受，信任医生，坚持定期复查，保持良好心态，只要不放弃，一切都会越来越好……

2. 让一个五彩缤纷的世界永远伴随着你

眼睛是心灵的窗口。在眼、耳、鼻、舌等感官中，眼睛名列首位。爱护眼睛无异于爱护自己的生命，正因为如此，军人才把爱护武器看作是爱护自

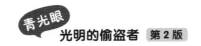

己的眼睛一样。我国政府把每年的 6 月 6 日确定为"爱眼日",以期引起人们对眼睛的珍惜。

我曾经是一名飞行了 20 多年歼击机的空军飞行学院教官,曾有十分明亮而又敏锐的双眼。在空战中、在训练中,我总是先于敌人发现目标而处于战斗的有利地位。1976 年,已经四十多岁的我,由于长期的紧张飞行生活,患高血压病转业到了地方,这时候双眼视力仍然很好。从军事院校到了地方院校,我仍从事教育工作,而且大部分时间都在教学第一线,在并不十分明亮的环境中,经常工作到深夜。1998 年初,在课堂上我开始发现视力变差了,随后感到视力逐渐在下降。这时候朋友们还笑话我,"怎么飞行员的眼睛也不行了?"经医院检查,左眼视力下降到了 0.2,右眼视力仍然维持在 1.2。医生诊断我的左眼为"白内障"。我遵照医生的意见做了手术,术后 1 周,却不幸出现了视网膜脱离并发症,随即又做了视网膜脱离修复术,此后视力维持在 0.2。在以后的日子里,右眼视力也开始从 1.2 逐渐下降,并且出现流泪与异物感,看周围的物体范围也逐渐缩小。不到 5 年的时间,视力从 1.2 下降到了 0.03。在此期间,我曾先后去过国内不少眼科专科医院求医,包括长沙、上海、青岛、北京、成都等,专家们检查后得出的结论基本上是"老年性白内障"引起的视力下降,急需手术,手术后应该可以重见光明。2005 年 8 月,我从成都检查后回到长沙,决心做白内障手术。在这之前,由于左眼手术后出现过"视网膜脱离",心有余悸,一直下不了决心。就在我决定在长沙爱尔眼科医院做白内障手术前,一位负责任的、热情的医生,临时建议我在术前请一位老专家再检查一下眼底,我临时找到了这位老眼科专家——蒋幼芹教授,她就像一位慈祥的母亲。一经检查,我简直吓呆了。蒋教授说:"你患的是青光眼,而且已经是晚期。"我当时视力只有 0.03。这时她建议我把白内障手术停掉,对双眼进行了相关的青光眼检查,明确了是青光眼晚期。从此,我走上了一条正确对待与治疗青光眼的道路。在这之前,我对青光眼几乎一无所知,只听说过这是一种十分可怕的眼病。我被要求住进医院,进行全面的、进一步的检查,确定为正常眼压性青光眼

（当时眼压最高为 24mmHg），经过短时间治疗眼压被迅速控制到 10～12mmHg 的理想眼压，而且至今仍然比较稳定。当然，这里也有过一些挫折与波动，比如有时候会由于对眼药水过敏，而不得不改换眼药，探索最适应的、最稳定的治疗方案；有时为了搞清楚准确眼压，还需要住院做 24 小时的连续眼压测量。再例如，有时候个人情绪变化，激动也会使眼压出现波动，这些治疗青光眼的眼科医生，都会耐心地为你排忧解难，按最佳的治疗方案进行治疗。我从开始被发现是青光眼晚期，至今已经有 15 年了，如今我已 88 岁了，在青光眼专家的精心治疗下，完全控制住了青光眼疾病进一步恶化的趋势，保持了视力的相对稳定。另外，要主动与医生配合，遵照医生的嘱咐用药，不能随心所欲。还要保持良好的心态，情绪稳定、生活有规律、心胸开阔，学会与青光眼共存，这样可以避免青光眼继续损害视神经与视功能。

亲爱的病友们，用一颗童心对待自己的疾病，关爱自己的眼睛，伴随你的仍将是一片五彩缤纷的世界。

3. 学会与青光眼共存

我曾是一名从教十多年的教师，后在机关工作 20 多年，现已退休。我曾经有个愿望：等小孩大了、我不忙了，就可以无任何牵挂地躺在床上看书，享受式地在书本中遨游。我先生爱看书、会买书，我家藏书颇丰，有政治、经济、哲学、艺术、文学、历史等书籍。读书是人生的一种精神享受。可惜，这个愿望在 2004 年 11 月 4 日被严酷的现实打破了。

当天，我在湖南省人民医院确诊为青光眼，左眼为晚期，只有 10% 的光感和视野，右眼视神经损失也挺多，视野大约只剩下 70%。那天正好下着倾盆大雨，我仿佛感到天上的雨就是我的眼泪，我趟着雨水茫然、沮丧地走回家，感到自己的眼睛快要瞎了，真是痛苦不堪。我未来算不上奢侈的看书愿望也破灭了，现实生活会变成这样呢？我什么也做不了啦？当时觉得未

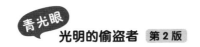

来一片灰暗。为了不让家人为我担忧，我强忍着心里的忐忑，连续一个多月时间相继去了广州、北京、上海的好几家大医院寻诊，得到的回答只有一个："赶快做手术，否则眼睛会瞎，但手术也不能保证不瞎"。经过艰苦的寻医问药，我终于在中南大学湘雅二医院找到了蒋教授、段教授。2005 年接受了左眼青光眼手术；右眼采取联合用药方式 11 年多，2016 年 4 月右眼也做了青光眼手术。至今，两只眼睛都保持了较好的视野，生活自理，做基本的家务没问题。

在这十几年的眼疾治疗过程中，我始终相信给我治病的医生，他们的敬业精神、他们对待患者的细致心思、他们的高超精湛医术，让我过去那忐忑不安、焦虑茫然的心情平复下来，然后变得坦然，并安心接受眼睛不好的现实，再后来，变成了积极的心态来面对未来生活的状态。在此过程中我有不少体会，忍不住要介绍给大家。

（1）振奋精神，不要害怕

刚确诊青光眼时不久，我怀着恐惧的心情到广州中山眼科医院，经过 1 周时间的用药观察，眼压仍然很高时，就做了一次双眼激光周边虹膜切除手术，术后仍滴用噻吗洛尔（2 次 / 天）、酒石酸溴莫尼定（2 ~ 3 次 / 天）和毛果芸香碱（4 次 / 天）。接着我又去了北京、上海的专科医院就诊，医生都肯定了我上述治疗方案，并建议我"密切观察，及时做手术"，并且告诉我不要舍近求远，中南大学湘雅二医院眼科治疗水平是全国一流的，原全国青光眼学组的组长蒋幼芹教授就在中南大学湘雅二医院。

回到长沙，我马上挂蒋教授的专家门诊号，挂了 3 周时间才得到一个加号，当天下午轮到我时已经是下午 7 点半了，蒋教授仍然和颜悦色地与我交谈病情，对我进行检查，那种有担当、有责任的大医风范、询问病情的耐心程度、分析病情安慰患者的细心程度，让我深深震撼，也让我十分感动，瞬间我感觉找到了依靠，看到了希望，也没那么害怕了。当时检查眼压为左眼 22mmHg，偏高；右眼 15mmHg，正常。根据前面我做的大量的检查资料，蒋教授对我的眼疾确诊为原发性慢性闭角型青光眼晚期，左眼已经为管状视野。于是蒋教授为我更改了联合用药方案（换了一些滴眼液），并且要求我每周去医院检查，密切监测眼压。经过 1 个多月的治疗和观察，右眼眼压控制较好，在 12mmHg 以下。但左眼眼压经常在 23mmHg 上下波动。这个眼压对晚期闭角型青光眼患者来说十分危险，随时可能致盲。于是蒋教授建议我采取手术治疗，并为我制定了手术方案，而且请出年轻有为的段教授为我主刀，我欣然接受了。

（2）配合医生，积极治疗

在眼压药物控制不理想的情况下，为了保住我左眼的 10% 光感和视野，于 2005 年元月底，蒋教授、段教授、石教授为我做了左眼的小梁切除手术。只有保住了左眼的光，才能让我视物正常；否则，用独眼看东西，视觉与实物会有差距，易造成现实生活中的诸多不便，如：上下楼梯易摔跤；看东西却拿不准东西；过马路危险倍增等等问题。我很幸运，遇到了好医生，他们不但医德高尚，而且医术精湛。所以 15 年来，我左眼的视野和光感仍然保留，没有恶化。

在住院期间，也遇到了优秀的护士长，她安慰我，讲一些治疗后好转的案例给我听；她鼓励我，讲解一些手术中和术后要注意的问题。包括生活中的注意事项，比如：一次喝水量不要太多，否则眼压陡增。随

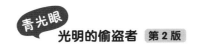

身携带茶杯，不渴的时候就喝两三口水。不要吃太多的鱼，肉、蛋要比正常人稍加控制，因为恐怕小梁切除手术中新建的疏通房水的"管道"堵塞，手术就白做了。少吃葱和蒜等刺激性食物。眼睛要适当按摩，在什么情况下按，怎么按，一定要遵医嘱，切忌乱按，等等。在她的安慰下，我对手术的恐惧减轻了，配合医生顺利完成了左眼的手术。

因为人的两只眼睛会相互影响，眼压更是这样，我左眼手术完后，左右眼的眼压都控制在 12～14mmHg，这是保证眼睛不致盲的基本条件。

左眼手术后，我坚持半年多时间，每周挂号去看段教授门诊，每天按照医生制定的治疗方案执行，按时按量完成滴眼药。定期去医院监测，检查眼底变化。尽管去医院看病确实很麻烦，特别是大医院，挂号、排队、看诊、检查、交费、拿药等基本上就是大半天，常常感到很辛苦，往往很多患者坚持不下来，从而延误治疗，导致眼疾加重，甚至致盲。所以常看门诊监测眼压是不能怠慢的一件事！

据医生介绍说，青光眼小梁切除手术对 60 岁以上的老年人治疗效果显著，但对中、青年人治疗的效果会差些。一方面手术中让房水流动的"管子"容易结痂，造成房水流动不畅，眼压必然升高，"堵死"了就意味手术白做了；另一方面，青光眼小梁切除手术仍是目前世界上最先进的技术手段，如果结痂而房水"堵上"了，就没有更好的手段解决降眼压的问题了。可见，青光眼手术后的效果好坏不但与医生的医术有关，也与患者对青光眼的认识与配合相关。

在了解到青光眼容易致盲的严重性后，我在左眼手术后依然十分重视眼压的监测，严格遵循医嘱，同时也特别听医生的话，右眼采用联合用药方式，每当眼压有波动，或者调换新的眼药时我有哪些不同的感受，眼睛舒服与否，我都会告诉医生，以便医生及时调整适合的药物。

平日里我也会细心体会，感觉眼压的高低起伏有什么不同感受，主动与医生沟通。特别是我的右眼，每天都要一次不忘地滴眼药水，这是头等大事，绝不怠慢。

滴了 11 年眼药水的右眼，因为药物治疗效果降低，眼压控制不佳。在 2016 年 4 月底，段教授为我右眼做了青光眼小梁切除手术。术后当天和第 2 天，右眼疼痛厉害，医生告诉我，第 2 只眼睛做手术比第 1 只手术时要疼很多。1 天半后疼痛慢慢消失，第 4 天我就出院了。

在两次手术过程中，医生反复提醒患者，手术后 24h 内尽量休息好，少讲话，避免伤口出血，影响眼睛恢复，甚至可能致盲。

（3）调整心态，平静生活

回想这十几年，我在没找到蒋教授、段教授之前，辗转了好几个大城市的医院，心里的害怕、难受、无望、茫然、忐忑、焦虑、无助，甚至痛苦的状态持续了 1 个多月，寝食难安。此时回想起来，我心里也有不愿回首往事的情绪，不好受。经过几位教授给我几个月的监测、治疗后，眼睛也舒服了，不再是那种鼓鼓胀胀的了，头疼也少些。我的情绪也平复了，心里有底了，心想只要跟着蒋教授、段教授，这一辈子眼睛应该是不会瞎的。

青光眼患者遵医嘱滴眼药、及时手术绝对十分重要。但日常生活的细节对诊疗效果也是有很大影响的。心情不好，日常起居不规律，不按医生叮嘱的做就极有可能致盲。

首先，心情好坏对青光眼患者的影响极大。紧张、不安、争强、好胜、烦闷、害怕、吵架、悲伤、常流泪、闹矛盾、过度劳累……等等，都会造成眼压升高。所以我很认真地对待自己，尽量不做费眼睛的事，如：学过电脑但不经常使用电脑。安安静静地生活，遇事总往好处想，不与别人争高低，不狭隘、不偏激、不攀比，保持平静心态与乐观情绪。虽然不能用眼太多，看书难了，但我仍然坚持学习，通过电视、广播吸收更多的知识，与人打交道时保持谦虚态度，跟周围的亲人朋友学习现代知识，用科学知识武装头脑，这样，精神不落伍，心情也不会落伍，思想上进步了，观念跟上了，乐观开朗的心情才会有。有选择地做一些力所能及的事，照顾老人、照顾家人、照顾朋友，我也积极地一点一点地慢慢做，不急躁，尽力而为就是。对于过度复杂的人和事尽量远离些，避免影响自己的愉快心情。在工作、生活中，积极而不偏激的态度是平静生活的基础。

其次，一定要把滴药水的事放在第一位。我在用药物治疗阶段，每天把眼药水用一个规整的小包包装好，随身携带，并把在医院买好的消毒棉签也带上，每天早上、中午、晚上点什么药要牢记，点一次、两次、……次的药要记清楚，不能糊涂（如果记性差的人最好用个小本子记录）。一定要按时按量滴眼药，如果偶尔一次过了时间就往后延续，一定要把药水滴进眼睛里，保持眼压稳定。

再次，饮食和中医调理也有辅助作用。我每天吃一些中成药，如益脉康片、杞菊地黄丸，还有一些滋阴降肝火的中药茶饮，春天可以喝保肝护肝的蜂蜜水。当身体有不适感时常去看中医，熬中药汤剂喝，作用是保肝补肾、调理阴阳平衡、保持良好睡眠和食欲。还时常补充维生素和矿物质等。平常饮食注意吃应季食物，尽量不吃反季食物，吃天然的食物为主，适量摄入鱼、肉、蛋，科学地摄入各种营养物质，保持饮食均衡，决不暴饮暴食，喝汤喝水的量也要控制好，一次不能太多，随身携带保温杯，少喝多次饮用。因为青光眼患者喝水量大，或者在医院滴吊瓶都会令眼压增高。也不进电影院和卡拉OK的暗房间里，密闭的空间也不适合，眼压会受影响。我平时坚持徒步锻炼，不做剧烈运动，时常种花养草；在适宜的温度环境下生活，冬季的冰冻、夏季的高温天气对青光眼患者不利，尽量避免这样的环境。按时休息，生活规律，保证睡眠，不熬夜，不穿紧身绷腿束缚的衣裤。不看暴力血腥的电视画面。多看和谐美好的文艺作品，听音乐、唱歌跳舞，使自己精神上愉快轻松。常看一些健康类节目，有意减少一些社会活动的比例，增加安静独处的时间，细心体会眼压的变化，遇到病情变化或心里担忧时，应主动咨询医生，相信医生，仔细听懂医生的建议，寻求科学方法解决眼压问题，保护视野。平常我还寻求中医指导一些对眼睛有好处的身体穴位，每天做做按摩。

在蒋教授、段教授、石教授等眼科医生，还有中医王教授的帮助下，我基本上保持住了2004年的视野和光感。在2010年我考取了小车（手动挡）驾照，并开了3年多的私家车。我心飞翔，开车的时候心情很好，有驾驭感，行动很方便，在市内的活动范围也扩增了，不时与亲朋好友见见面，吃吃饭，心情更开朗了。当然，我驾车的时候十分谨慎，严格遵守交通规则，集中注意力，认真开车，从不接、打手机，十分注意安全。正是因为有专家医生们的帮助，还有家人的关心和体贴，才成就了我今天的丰富生活和眼睛的健康稳定。为了感谢他们，我每天愉快地生活。为了感谢他们，我十分听医生的话，认真滴眼药，积极配合医生进行手术治疗。我保住了眼睛的光明既是对自己的嘉奖，也是对医生们最大的支持，我衷心地向他们致敬！这些都是我的肺腑之言。

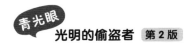

（4）回顾总结，吸取教训

从现代医学的观点来讲，青光眼具有一定的遗传倾向。因此，我向兄弟姐妹和下一代人说明了自己患病的亲身经历，引起他们的重视，并督促他们定期到医院检查，以便起到及早发现、提前预防的作用。

回顾发病前几年的生活中，我时常出现视物模糊，甚至有一段时间必须戴上"远视散光"眼镜才能行走；看书阅读时常把书移远拉近都无法看清，在1996年春天我参加了一个英语考试，在连续高度紧张答题1h后，眼睛模糊了，怎么也看不清后面试卷上的题目了，试卷无法全部完成。休息下来此症状常常可以消失。有时候开会、聚餐在密闭的空间待一段时间，就会出现视物模糊，重影的状况，此时，看灯光也偶尔出现"虹视圈"，严重的时候还有头疼、眼花缭乱症状，无法工作，无法生活，但是睡一会儿就好些。虽然单位每年组织到医院体检，眼科医生也检查眼底，我也曾对医生说我偶尔看亮灯时周围出现彩色圈圈，但医生说我眼底没问题，我就误以为自己的眼睛没有问题，也就没有及时到专业医院做青光眼相关检查。这对我来说是一个很大的教训，深刻的教训，如果我早找到青光眼方面的医生，左眼不会到这么差的程度，我现在的生活会更好些。

另外，我在年轻的时候得过"风湿热"，此病是免疫系统疾病，对心脏和眼睛损害尤甚。所以一定要引起重视，要常常监测眼压，早发现，早治疗，不要等到视野丢失了才治疗就太晚了。我的经历是痛苦的，但我的结果是幸运的。我年轻的时候，忙工作，加班加点；忙家务，不辞辛劳，得了青光眼确实改变了我的人生轨迹。现在已经意识到生活工作都要劳逸结合，太忙碌易造成身体内分泌紊乱，影响我们的身心健康。因此，希望年轻人要在努力奋斗的同时，也要适当休闲娱乐，才能一辈子保持身体健康。

55检